Mammography calcification atlas

石灰化を極める
― マンモグラフィ石灰化アトラス ―

がん研究会有明病院乳腺センターセンター長
岩瀬 拓士

がん研究会有明病院乳腺センター乳腺外科副部長
宮城 由美

がん研究会がん研究所病理部臨床病理担当部長
秋山 太

がん研究会有明病院病理部医長
堀井 理絵

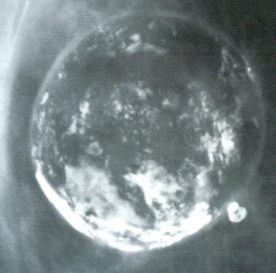

金原出版株式会社

ついに出版された石灰化の症例集
～「石灰化を極める－マンモグラフィ石灰化アトラス－」を推薦する～

NPO法人日本乳がん検診精度管理中央機構理事長
国立病院機構東名古屋病院乳腺科診療医長

遠藤　登喜子

　マンモグラフィ診断において石灰化は，乳腺の状態あるいは病態を推測させる貴重な所見である。石灰化は疾病本体ではなく「結果」ではあるが，その形は石灰化をきたした組織の状態を表わすものである。その重要性はマンモグラフィの開発とともに着目されてきたが，非常に微細な石灰化では画像と病理の1対1での対比が難しく，その解明は地道な研究を要するものであった。本書の筆者が一貫して石灰化の病態解明に腐心されてきたことは広く知られるところであるが，今回，『石灰化を極める』とのタイトルで出版するところとなった。

　本書を拝見すると，編集には筆者のマンモグラフィ診断への基本姿勢が貫かれている。それは，どこで検診受診しても的確な診断がなされる日本をつくることであり，そのためにはマンモグラフィを通じて多くの病態を知ってもらうことである。その実現には「百聞は一見に如かず」で，読者がいつ遭遇するかもしれないが非常に稀とされている症例をあたかも体験したかの実感をもってもらえる表現が必須であるが，本書はそれを実現している。

　マンモグラフィでは多くの石灰化がみられ，それぞれの石灰化は典型でありながらも全体としては複雑な病態であることは少なくない。マンモグラフィガイドラインは基本を示すものであるが，複雑な臨床例の病態解明を指南するものではない。本書は，従来は「例外」とされていた稀な病態を含む珠玉の症例を，がん研病院の豊富な症例から多数集め，乳腺病理医の協力によって複雑な病態を端的に対比できるよう編集されている。経験豊富な読影医には「そうそう，あるある」と確認に，初めて見る人には「え～，そうなのか」と興味は尽きないであろう。最初は通読，2度目は知識の整理，その後は必要を感じたときに再度見直し確認に用いる。マンモグラフィを読影される方には必携の1冊として手元に常備し，愛用されることをお勧めしたい。

平成27年1月

序

　マンモグラフィの石灰化については，たとえ初心者であってもその存在自体を見逃すということはほとんどない。輝度が高く，白く浮かび上がる石灰化は誰の目にも明らかだからだ。ただ，それを拾い上げることはできても，一度も経験したことのない形や分布の石灰化を正しく診断することはできない。とにかく，経験値を増やす必要がある。

　これまでのマンモグラフィのテキストでは，「微細な」石灰化がどのように集まっているかはなんとか読み取れるが，すべての石灰化について，個々の形態まではっきりと観察できるほどきれいに拡大されたものはほとんどなかった。マンモグラフィの読影では，その全体像を左右で比較して診断することが重要であり，初めから細部に踏み込んで示すことは「木を見て森を見ず」という状況になりかねず，こうした状況は無理のないことであった。ルーペを持ち，石灰化の個々の形態を観察することの大切さを指導してきた立場の人間として，石灰化がはっきりときれいに見える，石灰化に特化したアトラスをいつか作りたいと思い，これまでこつこつと症例を蓄積してきた。今，その中から厳選して，しかも病理結果を合わせた形で石灰化アトラスとして皆様にお届けできる運びとなり，この上ない喜びを感じ，これまで支えてくれた周囲の皆様への感謝の気持ちに堪えない。

　石灰化診断の基本はマンモグラフィガイドラインで勉強していただき，それが終わっていざ実践で困っている人に是非このアトラスを活用してもらいたい。大きさや分布の順で並べてあるので，絵合わせのように，辞書を引くように使ってもらってもよいし，写真集を見るように，時間があるときに好きなページから開いてぼんやり眺めてもらってもよいと思う。病理結果を踏まえた実際の診断と解説をページの裏に載せてあるため，表の石灰化の写真だけをまず見て，実践と同様にあるいはクイズのように考えることもできる。とにかく，撮影室や読影室，診察室の傍らに置いて，疑問に思ったときにすぐに活用していただけることを願っている。

　自然が作り出す石灰化の様々な形や，その集合体が織りなす模様は，まるで絵画のようにただ眺めていても飽きない。その石灰化と病理結果とを結びつけて，頭のなかにインプットし，マンモグラフィの石灰化については見たことがないものはないというレベルにまで「石灰化を極めて」いただければ，この上なく嬉しい限りである。

平成 27 年 1 月

岩瀬　拓士

本書の使い方

　本書は，どの症例からでも自己学習できるように，原則として右ページ（奇数ページ）に石灰化の症例写真を呈示し，ページをめくった左ページ（偶数ページ）にその解答として病理学的な結果を含めた最終診断と解説，病理写真を載せている。

　その配置は下図に示すとおりである。明らかな良性疾患では病理写真がないため，他の画像を参考として示し解説している。病理写真以外にも標本写真などが必要と思われる場合は，病理写真の前にページを挿入した。

　目次や索引からページを選んで，日常臨床で遭遇した石灰化と絵合わせをしながら参考書として，あるいは無作為にページを開いて写真集を眺めるように活用していただければ幸いである。

右ページ（奇数ページ）

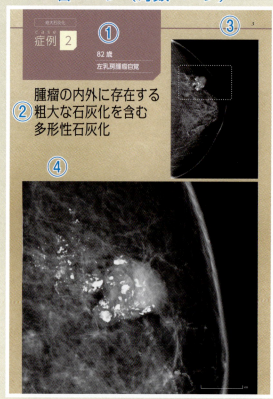

左ページ（偶数ページ）

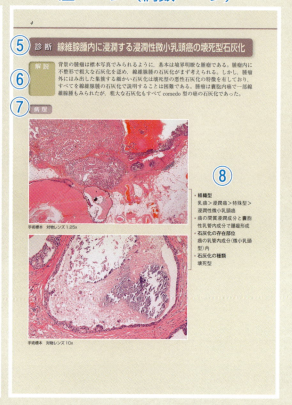

① 症例番号，患者年齢，発見契機
② 症例呈示
③ マンモグラフィ全体像
④ 石灰化拡大像

⑤ 画像と病理の総合診断
⑥ 解説
⑦ 他の画像・病理写真
⑧ 病理所見

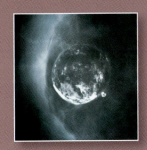

石灰化を極める
―マンモグラフィ石灰化アトラス―

目次 CONTENTS

▶ 粗大石灰化 … 1
- 症例1　単純CTで指摘された石灰化 … 1
- 症例2　腫瘤の内外に存在する粗大な石灰化を含む多形性石灰化 … 3
- 症例3　辺縁微細分葉状腫瘤内に存在する粗大な石灰化 … 5
- 症例4　粗大な石灰化に隣接する集簇性石灰化　～その1～ … 7
- 症例5　粗大な石灰化に隣接する集簇性石灰化　～その2～ … 9
- 症例6　多発する粗大石灰化と集簇性石灰化 … 11
- 症例7　奇妙な形態を呈する粗大な石灰化 … 13

▶ 集簇性石灰化 … 17
- 症例8　異なる形態を示す石灰化 … 17
- 症例9　密集する微小円形石灰化 … 19
- 症例10　背景濃度を伴わず集簇するやや粗大な多形性石灰化 … 21
- 症例11　球状に集簇する微細線状・分枝状石灰化 … 23
- 症例12　一見集簇性にみえる角の取れた多形性石灰化 … 25
- 症例13　丸みを帯びた多形性集簇性石灰化　～その1～ … 27
- 症例14　丸みを帯びた多形性集簇性石灰化　～その2～ … 29
- 症例15　丸みを帯びた多形性集簇性石灰化　～その3～ … 31
- 症例16　乳腺から離れて存在する角が取れた多形性集簇性石灰化 … 33
- 症例17　密集する淡く不明瞭な石灰化と粗大な石灰化 … 35
- 症例18　密集する淡く不明瞭な石灰化　～その1～ … 37
- 症例19　密集する淡く不明瞭な石灰化　～その2～ … 39
- 症例20　密集する淡く不明瞭な石灰化　～その3～ … 41
- 症例21　密集する淡く不明瞭な石灰化　～その4～ … 43
- 症例22　密集する淡く不明瞭な石灰化　～その5～ … 45
- 症例23　密集する淡く不明瞭な石灰化　～その6～ … 47

▶ 区域性石灰化 49

- 症例24　区域性に分布する淡く不明瞭な石灰化 〜その1〜 49
- 症例25　区域性に分布する淡く不明瞭な石灰化 〜その2〜 51
- 症例26　区域性に分布する淡く不明瞭な石灰化 〜その3〜 53
- 症例27　区域性に分布する淡く不明瞭な石灰化 〜その4〜 55
- 症例28　区域性に分布する淡く不明瞭な石灰化 〜その5〜 57
- 症例29　広範囲に分布する淡く不明瞭な石灰化 59
- 症例30　区域性に分布する微小円形石灰化 〜その1〜 63
- 症例31　区域性に分布する微小円形石灰化 〜その2〜 65
- 症例32　区域性に分布する粗大な円形石灰化 67
- 症例33　区域性に分布する石灰乳石灰化 69
- 症例34　区域性に分布するやや丸みを帯びた多形性石灰化 〜その1〜 71
- 症例35　区域性に分布するやや丸みを帯びた多形性石灰化 〜その2〜 73
- 症例36　区域性に分布する多形性石灰化 75
- 症例37　区域性に分布する粗大な多形性石灰化 77
- 症例38　広い区域性に分布する微細線状・分枝状石灰化 79

▶ 線状石灰化 81

- 症例39　弯曲する線状石灰化 81
- 症例40　分枝する線状石灰化 〜その1〜 83
- 症例41　分枝する線状石灰化 〜その2〜 85
- 症例42　ヘビの抜け殻を思わせる線状に配列する石灰化 87
- 症例43　様々な太さを呈する線状石灰化 89

▶ 皮膚の石灰化 91

- 症例44　乳輪皮膚に集簇する石灰化 91
- 症例45　乳頭内にみられる微細線状・分枝状石灰化 93
- 症例46　真皮直下に集簇する微細線状・分枝状石灰化 95
- 症例47　皮膚に広範に存在する淡く不明瞭な石灰化 97
- 症例48　腋窩部に認められた淡く不明瞭な石灰化 99

◉ 中心透亮性石灰化 ... 101
- 症例49　多発する中心透亮性石灰化 ... 101
- 症例50　腫瘤から乳頭に向かって分布する中心透亮性石灰化 ... 103
- 症例51　粗大な中心透亮性石灰化 ... 107

◉ 変化する石灰化 ... 109
- 症例52　DCISの石灰化を放置。4年後のマンモグラフィの所見は？ ... 109
- 症例53　1年後の石灰化は？ ... 113
- 症例54　1年前の石灰化は？〜その1〜 ... 117
- 症例55　1年前の石灰化は？〜その2〜 ... 121
- 症例56　1年前の石灰化は？　2年後の石灰化は？ ... 125
- 症例57　術前化学療法で腫瘍は縮小。石灰化の変化は？ ... 127
- 症例58　術前化学療法でpCR。石灰化の変化は？ ... 129
- 症例59　術前化学療法後の石灰化の変化は？〜その1〜 ... 133
- 症例60　術前化学療法後の石灰化の変化は？〜その2〜 ... 137

- ● コラム　なぜこんなに粗大で濃淡があるの？ ... 16
  - 温存手術後の乳頭内に石灰化をみつけたら… ... 62
  - リンパ節の中にも石灰化⁈ ... 106
  - 骨シンチグラフィで石灰化が写る⁈ ... 112
  - まるでヘビの抜け殻！ ... 116
  - 鉄が写る？ ... 120

- ● 索引 ... 141

粗大石灰化

case 症例 1

68歳
CTで右乳房石灰化指摘

単純CTで指摘された石灰化

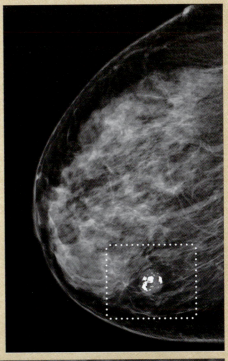

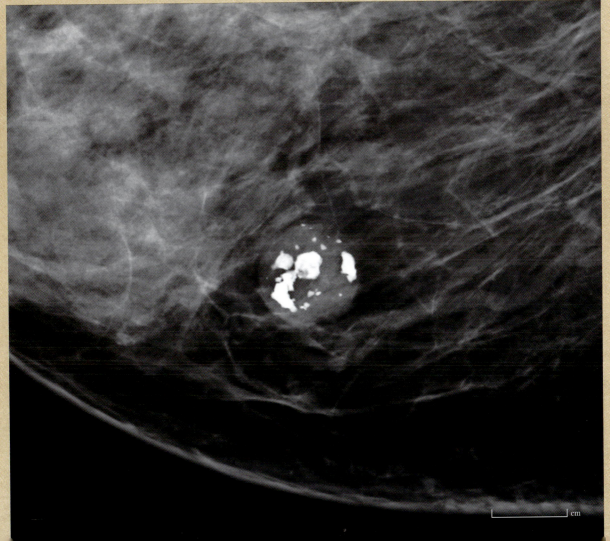

診断　線維腺腫の硝子化した間質の石灰化

解説　境界明瞭な腫瘤影を背景に，大小の粗大で不整形な石灰化が観察される。一つひとつの石灰化の輝度は高く，周囲に淡い石灰化をほとんど認めない。また，腫瘤影の中にのみ石灰化を認めている。線維腺腫の間質部分が硝子化し，これが石灰化したもので，明らかな良性石灰化の代表である。代表的な形態としてポップコーン様の石灰化と表現されることが多いが，実際は様々な形態を呈する。

他の画像

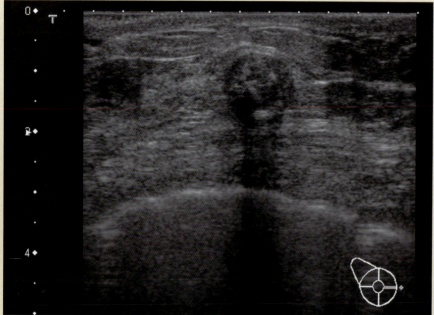

乳房超音波

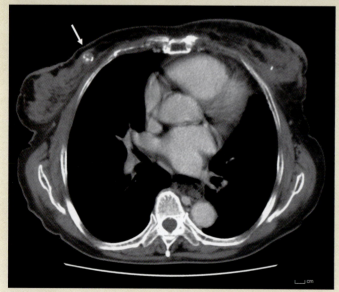

単純CT

線維腺腫にみられるポップコーン様石灰化の典型像

粗大石灰化

case 症例 2

82歳
左乳房腫瘤自覚

腫瘤の内外に存在する
粗大な石灰化を含む
多形性石灰化

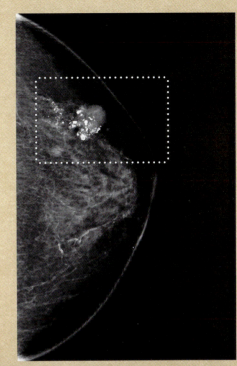

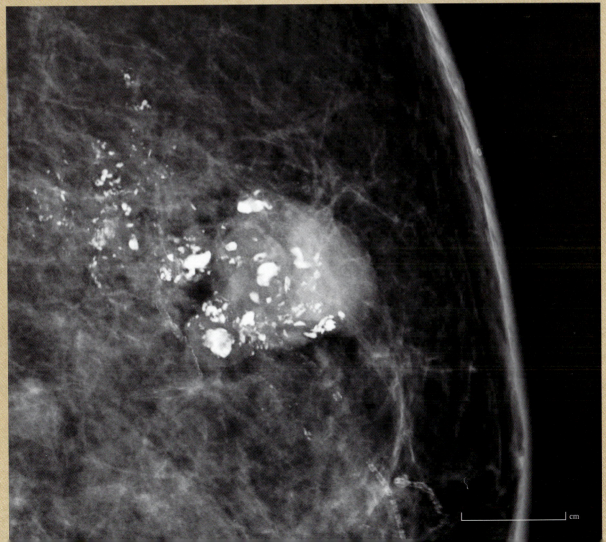

診 断 線維腺腫内に浸潤する浸潤性微小乳頭癌の壊死型石灰化

解 説 背景の腫瘤は標本写真でみられるように，基本は境界明瞭な腫瘤である．腫瘤内に不整形で粗大な石灰化を認め，線維腺腫の石灰化がまず考えられる．しかし，腫瘤外にはみ出した集簇する細かい石灰化は壊死型の悪性石灰化の特徴を有しており，すべてを線維腺腫の石灰化で説明することは困難である．腫瘤は囊胞内癌で一部線維腺腫もみられたが，粗大な石灰化もすべて comedo 型の癌の石灰化であった．

病 理

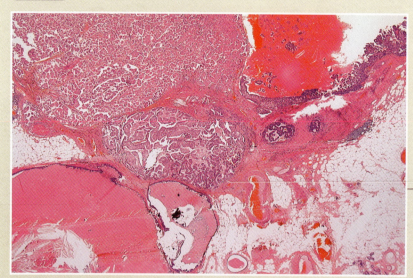

手術標本　対物レンズ 1.25x

- 組織型
  乳癌＞浸潤癌＞特殊型＞浸潤性微小乳頭癌
- 癌の間質浸潤成分と囊胞性乳管内成分で腫瘤形成
- 石灰化の存在部位
  癌の乳管内成分（微小乳頭型）内
- 石灰化の種類
  壊死型

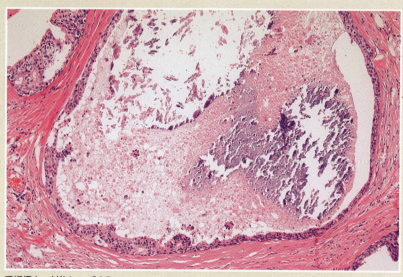

手術標本　対物レンズ 10x

粗大石灰化

case 症例 3

57歳
左乳房腫瘤自覚

辺縁微細分葉状腫瘤内に存在する粗大な石灰化

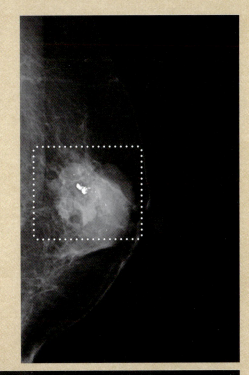

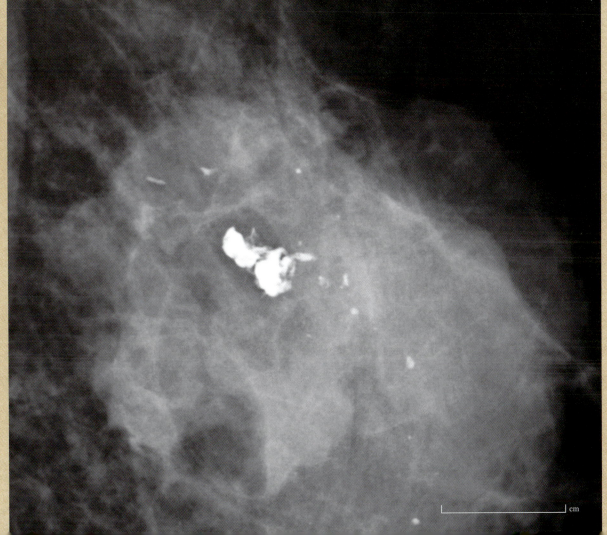

診断　粘液癌の石灰化とその中に存在する骨化した間質の石灰化

解説
腫瘤の中央に粗大で不整形な石灰化，周辺にやや粗大ではあるが小さめの多形性石灰化が存在する。両者とも大きな不整形腫瘤影の中に存在する。大きな腫瘤は形状，辺縁とも悪性を疑わせるもので，粘液癌の比較的境界明瞭な腫瘤がこの画像をつくっていた。粘液癌の中心に石灰化した線維腺腫と思われる腫瘍が巻き込まれており，中央の石灰化は骨化した間質の石灰化であった。周辺の石灰化は粘液湖の中に浮かぶ粘液癌の石灰化であった。

病理

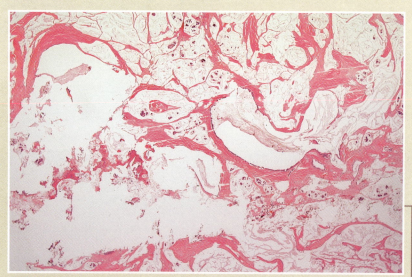

手術標本　対物レンズ 1.25x

- **組織型**
  乳癌＞浸潤癌＞特殊型＞粘液癌
- **石灰化の存在部位**
  粘液癌の粘液浸潤内の間質
- **石灰化の種類**
  硝子化した間質の骨化
  （おそらく線維腺腫の間質）

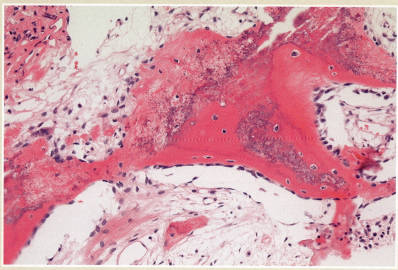

手術標本　対物レンズ 20x

粗大石灰化

case 症例 4

48歳
左乳房痛

粗大な石灰化に隣接する集簇性石灰化 〜その1〜

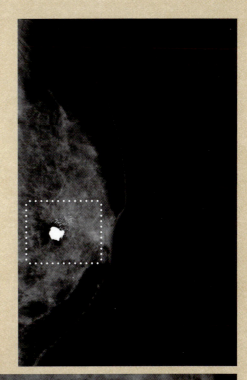

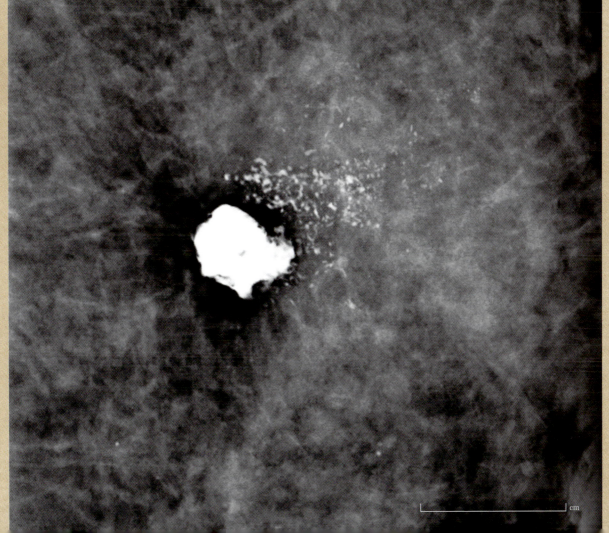

診断　線維腺腫の間質型石灰化と癌の壊死型石灰化の共存

解説　このマンモグラフィには，2種類の石灰化が存在している。粗大な石灰化はポップコーン様の内部まで輝度が高いもので，典型的な線維腺腫の間質の石灰化である。その周囲には，典型的な悪性の石灰化である微細線状・分枝状石灰化を区域性に認める。通常，近くに存在する石灰化は一連の病変であることが多いが，このようにまったく異なる形態を呈している場合は別病変がたまたま隣り合って存在していると考えたほうがよい。

病理

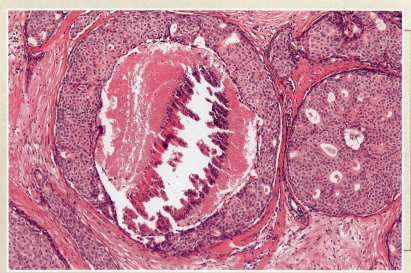

手術標本　対物レンズ 10x

- 組織型
  乳癌＞浸潤性乳管癌＞乳頭腺管癌；乳管内成分優位
- 石灰化の存在部位
  癌の乳管内成分（篩状-壊死型）内
- 石灰化の種類
  壊死型
- その他
  線維腺腫の周囲に癌の乳管内成分あり

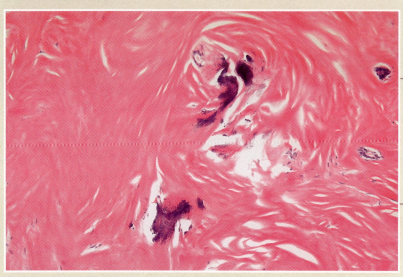

手術標本　対物レンズ 10x

- 組織型
  線維腺腫
- 石灰化の存在部位
  線維腺腫の間質成分
- 石灰化の種類
  間質型

粗大石灰化

case 症例 5

30歳
検診超音波で腫瘤指摘

粗大な石灰化に隣接する集簇性石灰化 〜その2〜

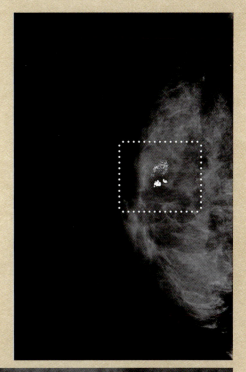

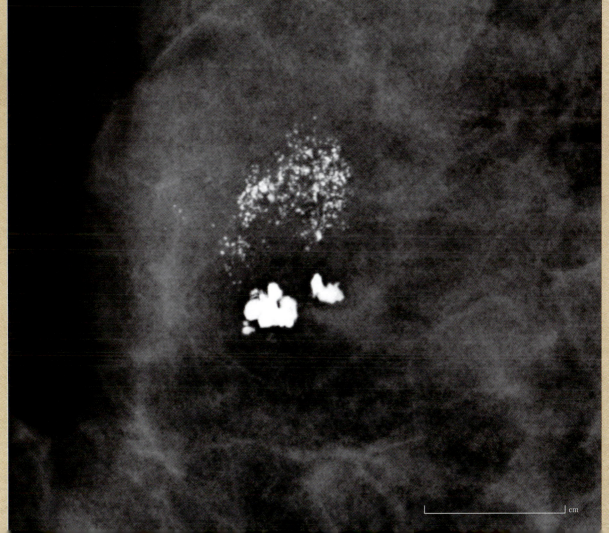

診断　線維腺腫の間質の石灰化と腺腔内の分泌型石灰化の共存

解説　症例4と同じように，2種類の石灰化が共存している。一つは粗大な内部まで輝度が高い石灰化で，線維腺腫の間質の石灰化と判断できる。その周囲に存在する微小円形・集簇性石灰化は分泌型石灰化であり，良悪性どちらも考え得るものである。この場合，線維腺腫の周囲にたまたま共存する乳腺症や癌の分泌型石灰化の可能性もあるが，線維腺腫内に間質の粗大な石灰化と腺腔内の分泌型石灰化が共存していることもあり得ることを鑑別診断の一つとして考えたほうがよい。

他の画像・病理

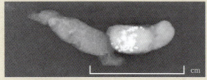

集簇性石灰化のマンモトーム生検標本

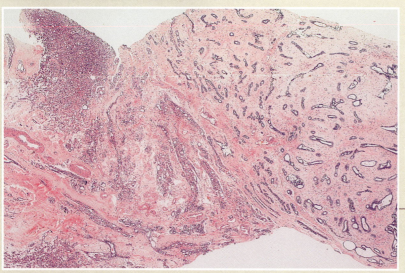

針生検標本　対物レンズ 2x

- **組織型**
  線維腺腫，乳腺症型（硬化性腺症）+ 管周囲型
- **石灰化の存在部位**
  硬化性腺症の管腔内
- **石灰化の種類**
  分泌型

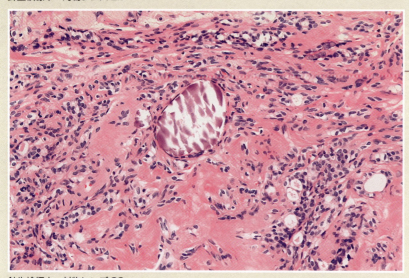

針生検標本　対物レンズ 20x

> 粗大石灰化

case 症例 6

47歳
検診マンモグラフィ
で石灰化指摘

多発する粗大石灰化と集簇性石灰化

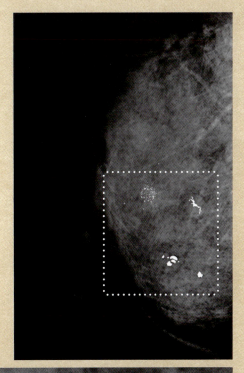

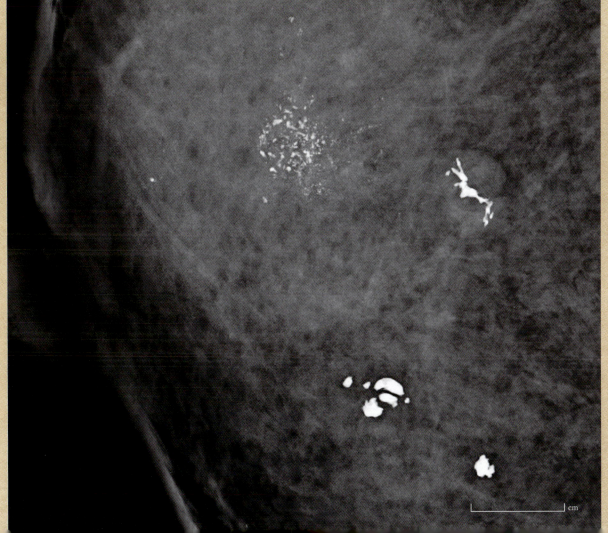

診断　線維腺腫の間質の石灰化と癌の壊死型石灰化の共存

解説　この症例も同一乳房内に多数の石灰化が認められる。今までの症例と異なり，形態の異なる石灰化が別個に存在しているため，別病変を推察するのは容易である。密度や大きさの違いよりも，形態の違いに注意して，同種かどうか判断するのがよい。この場合は，粗大な石灰化は線維腺腫の間質の石灰化，微細線状・分枝状の石灰化は乳癌の壊死型石灰化と推察できる。壊死型石灰化の背側にあるやや不整な細長い石灰化も，石灰化に濃淡の差がないこと，境界明瞭な腫瘤内にあることより線維腺腫の石灰化と推察する。

病理

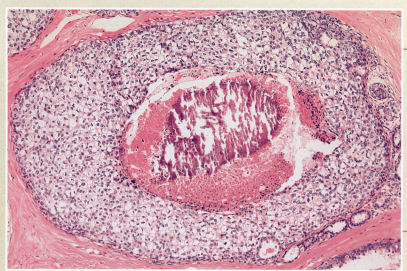

- **組織型**
  乳癌＞非浸潤癌＞非浸潤性乳管癌
- **石灰化の存在部位**
  癌の乳管内成分（面疱型）内
- **石灰化の種類**
  壊死型
- **その他**
  線維腺腫の近傍に癌あり

手術標本　対物レンズ 10x

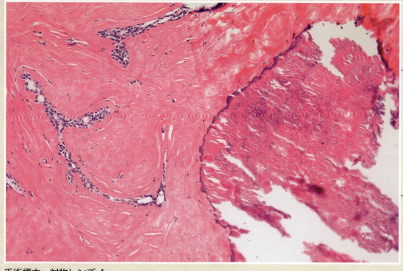

- **組織型**
  線維腺腫，管内型
- **石灰化の存在部位**
  線維腺腫の間質成分
- **石灰化の種類**
  間質型

手術標本　対物レンズ 4x

> 粗大石灰化

case 症例 7

46歳
検診マンモグラフィ
で石灰化指摘

奇妙な形態を呈する粗大な石灰化

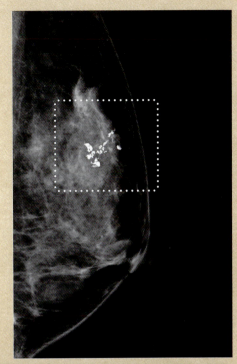

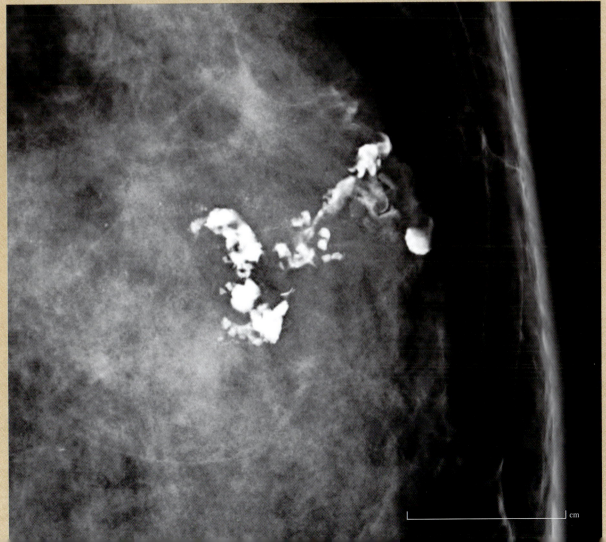

診断 粘液癌（mucocele-like tumor 様）の粘液内の石灰化

解説 粗大で見慣れない奇妙な形の石灰化を認める。乳管内で発育するには大きすぎるため基本的には乳管外の間質で発生した石灰化と考える。通常は頻度などから線維腺腫の間質の石灰化や異栄養性石灰化などを考えるが，特殊な石灰化として，MLT（mucocele-like tumor）や粘液癌の粘液由来の石灰化があることも考えておく必要がある。その特徴はオーロラのように流れるなめらかな濃淡が一部に観察されることであり，その場合は粘液由来の石灰化を思い浮かべて精査する必要がある。

他の画像

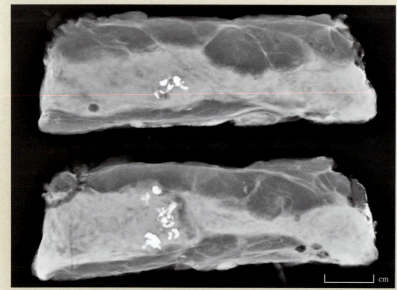

切り出し標本
軟線撮影

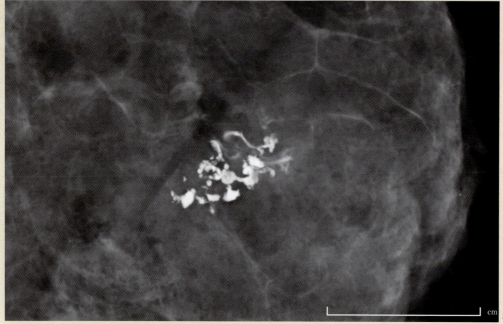

標本撮影

病理

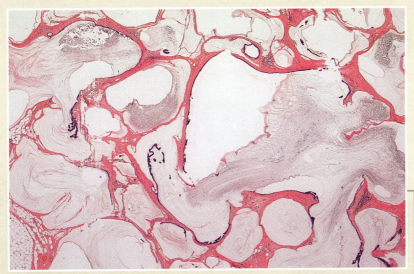

手術標本　対物レンズ 1.25x

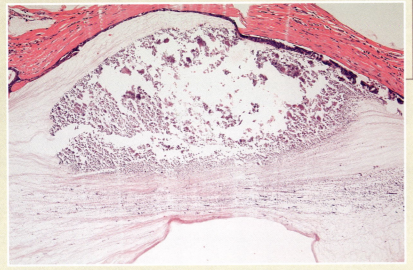

手術標本　対物レンズ 4x

- **組織型**
  乳癌＞浸潤癌＞特殊型＞粘液癌（純粋型, mucocele-like tumor 様）
- **石灰化の存在部位**
  癌の乳管内成分（平坦型）, 間質成分の粘液内
- **石灰化の種類**
  分泌型

column
なぜこんなに粗大で濃淡があるの？

46歳女性，マンモグラフィで石灰化指摘。粘液癌と診断された。

だって
ねんえきだもの
Tak

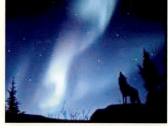
濃淡のあるオーロラを思わせる石灰化

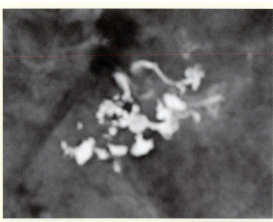
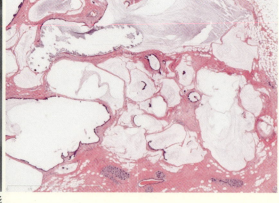
摘出標本の軟線撮影

【粘液癌の別症例】

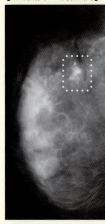
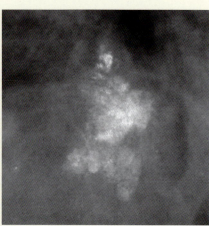
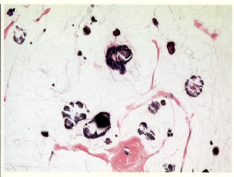
これも粗大にみえるが，粘液内に浮かぶ上皮内の石灰化が立体的に密集して一見粗大にみえていた。

■ 本症例のポイント
粘液を有する粘液癌やmucocele-like tumor（MLT）では，粘液由来の間質に存在する石灰化として濃淡のある粗大な石灰化を形成することがある。また，粘液に浮かぶ腺腔内にも石灰化は形成され，それが密集すると一見粗大にみえることがある。このように粘液を有する病変では様々な大きさ，形の石灰化を形成する可能性がある。

集簇性石灰化

case 症例 8

68歳
CTで右石灰化指摘
→精査マンモグラフィ
で左石灰化指摘

異なる形態を示す石灰化

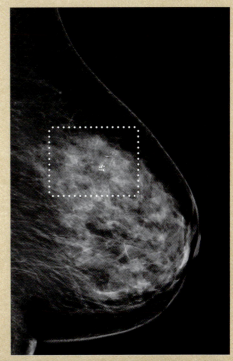

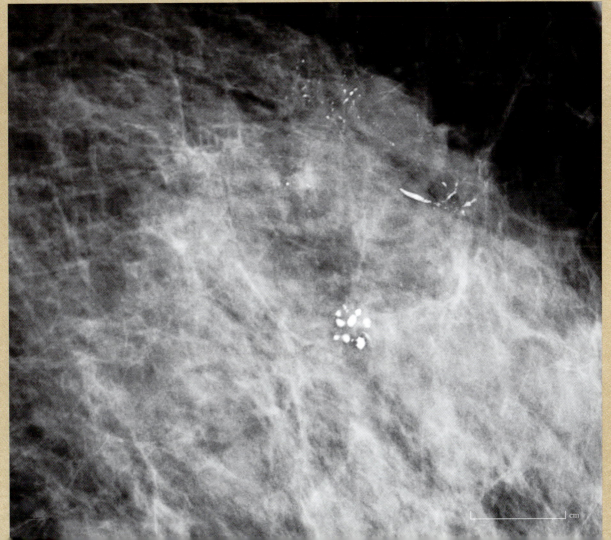

診断　線維腺腫の間質の石灰化と癌の壊死型石灰化の共存

解説　左乳房頭側に微細線状・分枝状石灰化を区域性に認める。乳頭側には細長く辺縁が比較的スムーズな石灰化を1本認めるが，これも周囲の微細線状・分枝状石灰化と一連のものと考える。広範囲に広がる壊死型石灰化であり，カテゴリー5となる。また，これらの石灰化の尾側にやや粗大な濃淡差のない円形，集簇性石灰化を認める。これは頭側の石灰化とは明らかに形態が異なるため別病変と考える。線維腺腫の間質の石灰化と思われる。

病理

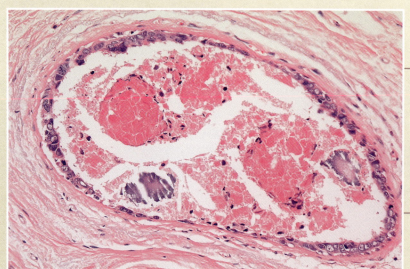

- **組織型**
  乳癌＞非浸潤癌＞非浸潤性乳管癌
- **石灰化の存在部位**
  癌の乳管内成分（匍匐型）内
- **石灰化の種類**
  壊死型

手術標本　対物レンズ2x

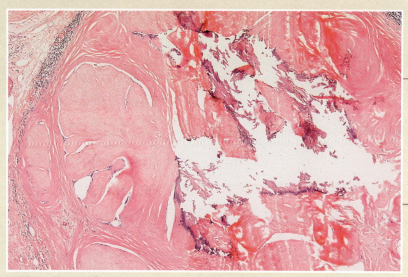

- **組織型**
  線維腺腫；管内型
- **石灰化の存在部位**
  線維腺腫の間質成分
- **石灰化の種類**
  間質型

手術標本　対物レンズ4x

集簇性石灰化

case 症例 9

46歳
検診マンモグラフィ
で石灰化指摘

密集する微小円形石灰化

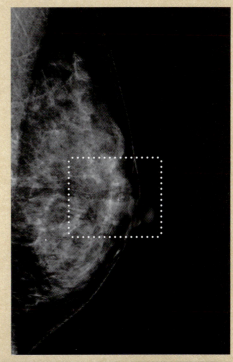
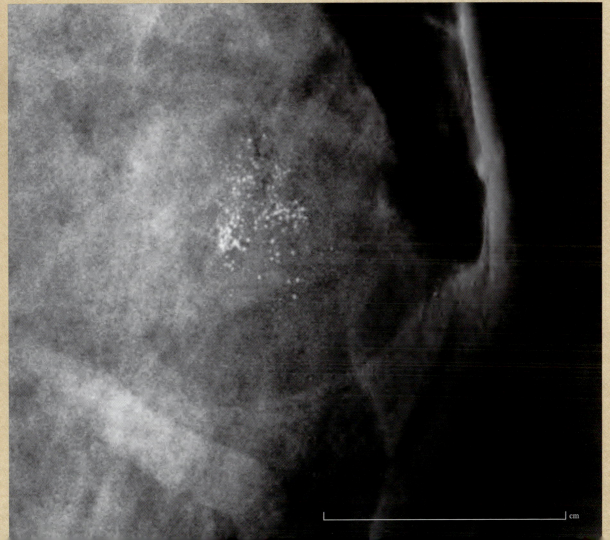

診断　硬化性腺症の管腔内の分泌型石灰化

解説　一つひとつの石灰化は丸い形態をとるが，数多く密集しており分泌型の乳癌の石灰化を否定できない。形態からは乳腺症などの良性の分泌型石灰化をまず考えるが，このような石灰化ではしばしば生検が考慮される。しかし，この症例についても周囲をよく観察すると，同様の丸い石灰化が散在する様子が観察でき，石灰化の良悪性を鑑別するうえで重要な所見と考える。すなわち，この集簇石灰化はびまん性の石灰化の一部である可能性があり，良性寄りに読影すべき所見である。実際に本症例は良性の硬化性腺症内の分泌型石灰化であった。

病理

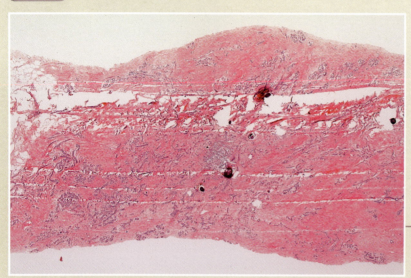

針生検標本　対物レンズ 2x

- **組織型**
  乳腺症，硬化性腺症
- **石灰化の存在部位**
  硬化性腺症の管腔内
- **石灰化の種類**
  分泌型

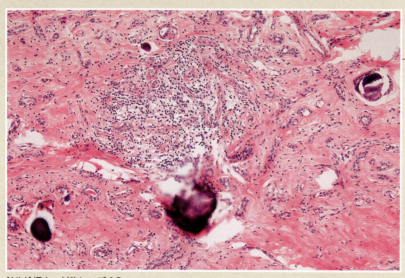

針生検標本　対物レンズ 10x

集簇性石灰化

case 症例 10

45歳
検診マンモグラフィ
で石灰化指摘

背景濃度を伴わず集簇するやや粗大な多形性石灰化

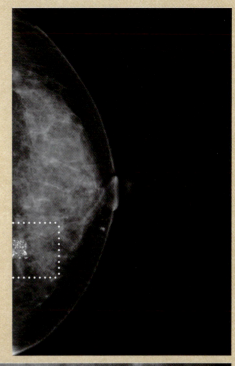

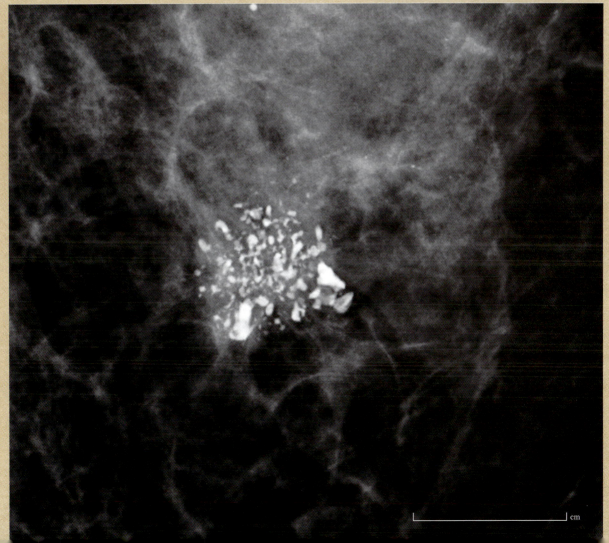

診断　限局した非浸潤性乳管癌の壊死型石灰化

解説　約1cmの範囲に石灰化が多数集簇している。石灰化は形態・大小・濃淡とも様々なものが混在しており，多形性と判断できる。通常乳癌の石灰化は乳管に沿って分布するため区域性に分布することが多いが，このようにある範囲に限局して存在することもある。背景に濃度上昇を伴っていないため，非浸潤性乳管癌（DCIS）もしくは微小浸潤癌と推察するが，本症例はDCISであった。

病理

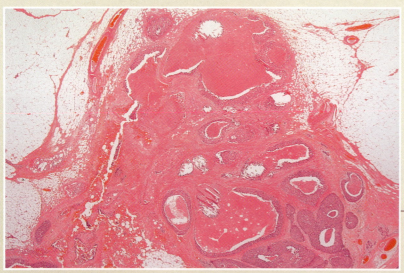

手術標本　対物レンズ 1.25x

- 組織型
  乳癌＞非浸潤癌＞非浸潤性乳管癌
- 石灰化の存在部位
  癌の乳管内成分（面疱型）内
- 石灰化の種類
  壊死型

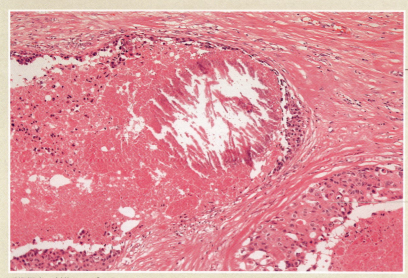

手術標本　対物レンズ 10x

集簇性石灰化

case 症例 11

50歳
右乳房腫瘤自覚

球状に集簇する微細線状・分枝状石灰化

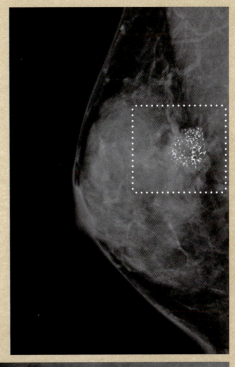

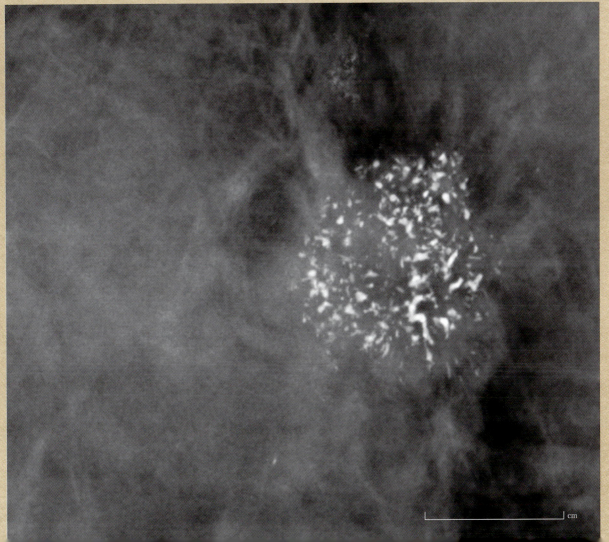

診断　限局した微小浸潤癌の壊死型石灰化

解説　この症例も症例9と同様，多数の石灰化が限局して集簇している。形態は微細線状・分枝状石灰化であり，comedo 型の典型的な石灰化であることがわかる。この集簇性石灰化から少し頭側に離れて淡く不明瞭，集簇性石灰化を認める。これは主病変が内側に存在するのに対して，外側に認められ，病理学的にも double cancer であった。

病理

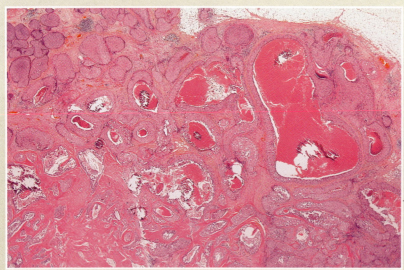

手術標本　対物レンズ 1.25x

- **組織型**
  乳癌＞浸潤癌＞浸潤性乳管癌＞乳頭腺管癌；乳管内成分優位
- **石灰化の存在部位**
  癌の乳管内成分(面疱型)内
- **石灰化の種類**
  壊死型

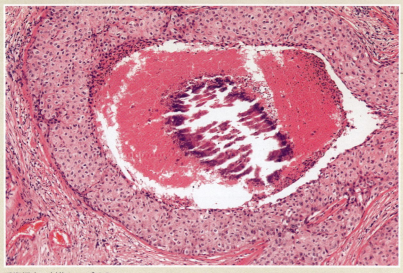

手術標本　対物レンズ 10x

集簇性石灰化

case 症例 12

40歳
検診マンモグラフィ
で石灰化指摘

一見集簇性にみえる角の取れた多形性石灰化

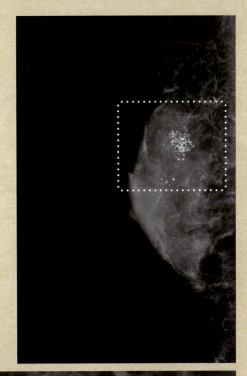

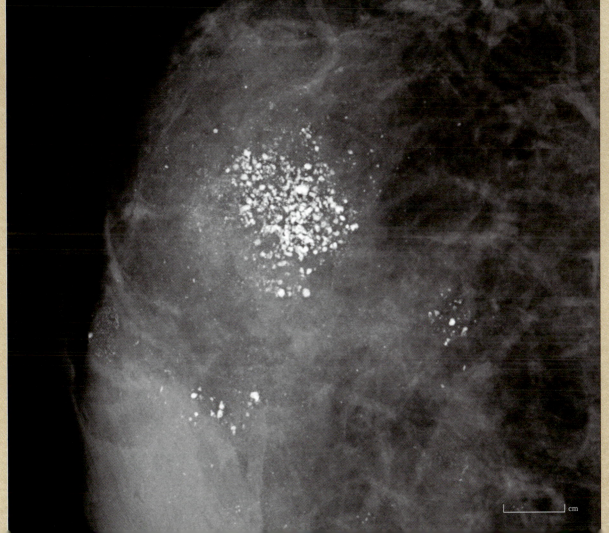

診断 線維腺腫症の上皮成分が脱落した管腔内の石灰化

解説 一見多形性にみえる石灰化が集簇している。よくみると，大小不同はあるものの円形石灰化が重なって一見多形性のようにみえていることがわかる。その周囲にも同様の微小円形石灰化をびまん性に認める。これだけ密度が高い状態で集簇していると，この部分だけ別病変と考えたくなるが，周囲の石灰化も形態は同じである。このようにびまん性石灰化を背景に，同様の石灰化で一部のみ密度が高い部分が存在する場合，そこだけを別病変とせず，すべて一連の病態であることを第一に考えるのがよい。本症例は乳腺症の一部分症である線維腺腫症の中にみられ，その管腔内に充満した分泌型石灰化をみていると思われる。

病理

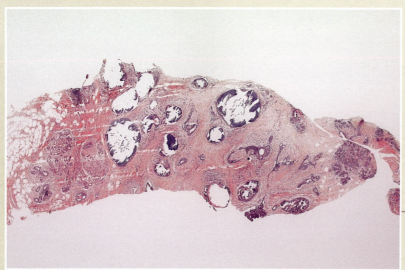

針生検標本　対物レンズ 2x

- 組織型
  乳腺症，線維腺腫症
- 石灰化の存在部位
  線維腺腫症の上皮が脱落した管腔内
- 石灰化の種類
  おそらく分泌型

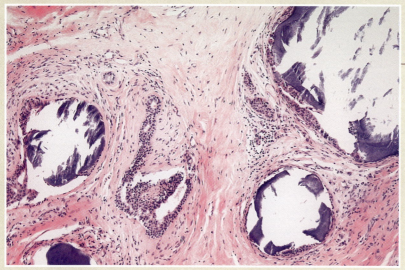

針生検標本　対物レンズ 10x

集簇性石灰化

case 症例 13

47歳
両側腫瘤精査のマンモグラフィで石灰化指摘

丸みを帯びた多形性集簇性石灰化
～その1～

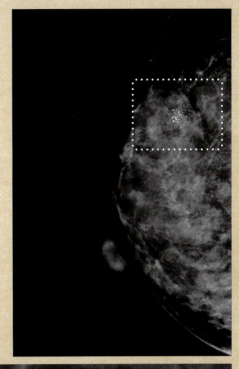

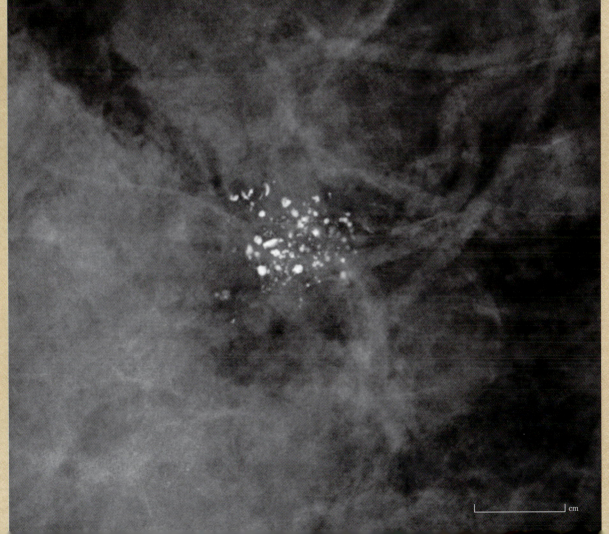

診断　閉塞性腺症や集簇した小囊胞内の分泌型石灰化

解説　右乳房U領域に大小の石灰化が多数集簇している。その形態自体は多形で一部に線状の形態も混在するが，多くは角が取れており丸い印象を受けるため，直ちに悪性とは断定し難い。周囲に石灰化はほとんどみられず，角が取れた壊死型石灰化を否定できないため，組織による確認は必須と考える。本症例は小囊胞や閉塞性腺症に伴う良性の分泌型石灰化であった。

病理

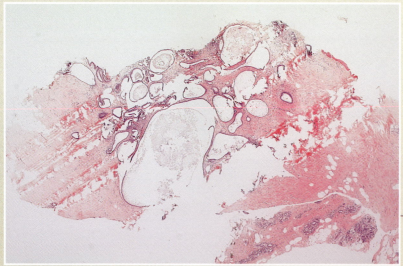

針生検標本　対物レンズ2x

- **組織型**
  乳腺症，閉塞性腺症
- **石灰化の存在部位**
  閉塞性腺症の管腔内
- **石灰化の種類**
  分泌型

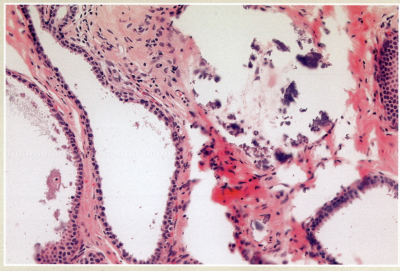

針生検標本　対物レンズ20x

集簇性石灰化

case 症例 14

76歳
右乳房腫瘤自覚

丸みを帯びた多形性集簇性石灰化
～その2～

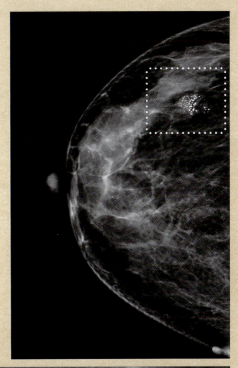

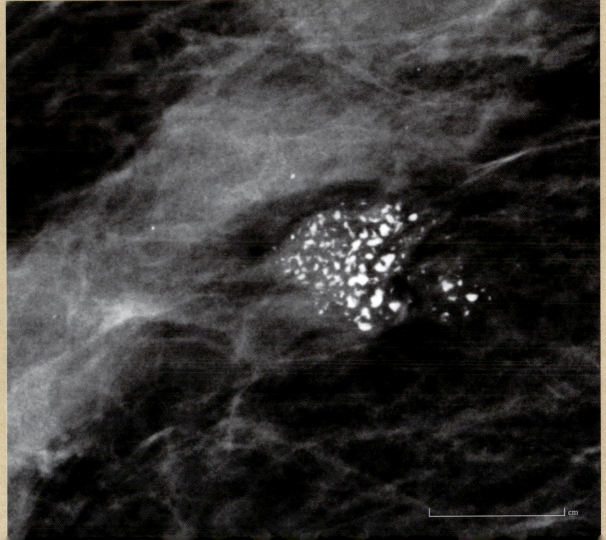

診断　浸潤性小葉癌の非浸潤部（in situ）にみられた壊死型石灰化（1）

解説　多形性の石灰化が密集して観察される。拡大するとその一つひとつが線状や多形であることが確認できる。大きめの石灰化の角が取れているため，全体に丸い形態の石灰化から構成されているような印象を受けるが，小さめの石灰化は典型的な微細線状の形態を呈している。形態は comedo 型の典型と思われるが，乳管の走行に一致した配列はみられない。小葉癌の in situ の石灰化であった。

病理

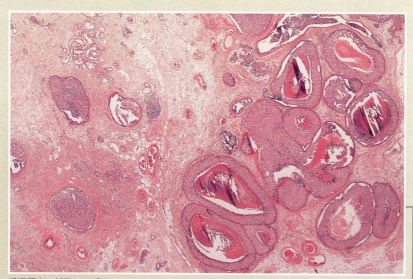

手術標本　対物レンズ 2x

- **組織型**
  乳癌＞浸潤癌＞特殊型＞浸潤性小葉癌；非浸潤成分優位
- **石灰化の存在部位**
  癌の非浸潤成分（面皰型）内
- **石灰化の種類**
  壊死型

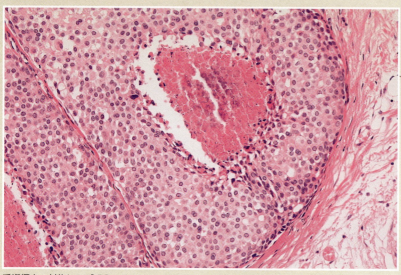

手術標本　対物レンズ 20x

集簇性石灰化

case 症例 15

73歳
右乳房腫瘤自覚

丸みを帯びた多形性集簇性石灰化 〜その3〜

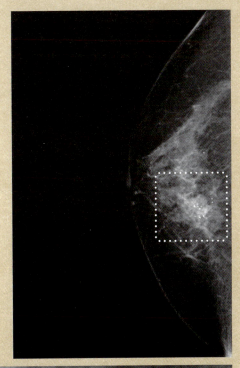

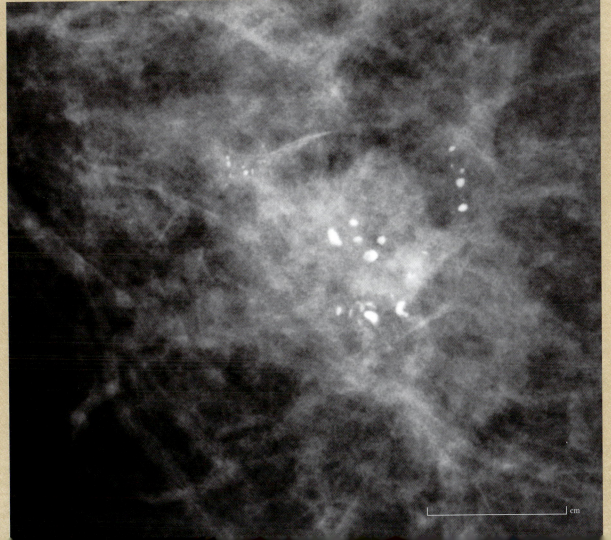

診断　浸潤性小葉癌の非浸潤部 (in situ) にみられた壊死型石灰化 (2)

解説　症例14ほど密集しておらず，その形態も角が取れており，良性病変に伴う石灰化と考えられる．しかし，石灰化が多く集まっている部分の背景乳腺の濃度は内側であるにもかかわらず上昇しているため，増殖性病変の存在を考えて精査すべきと思われる．MRI，超音波とも石灰化部分に腫瘤を伴っており，浸潤性小葉癌の組織像を示していた．石灰化は in situ 内の壊死型石灰化であった．

病理

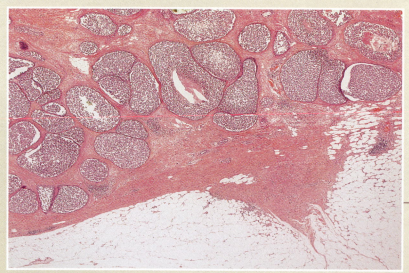

手術標本　対物レンズ 2x

- **組織型**
  乳癌＞浸潤癌＞特殊型＞浸潤性小葉癌；非浸潤成分優位
- **石灰化の存在部位**
  癌の非浸潤成分
- **石灰化の種類**
  壊死型

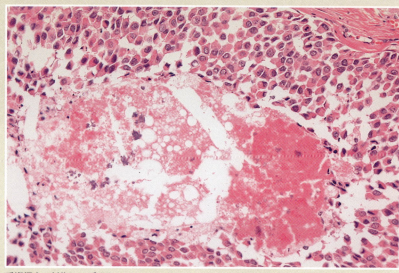

手術標本　対物レンズ 20x

集簇性石灰化

case 症例 16

61歳
検診マンモグラフィ
で石灰化指摘

乳腺から離れて存在する角が取れた多形性集簇性石灰化

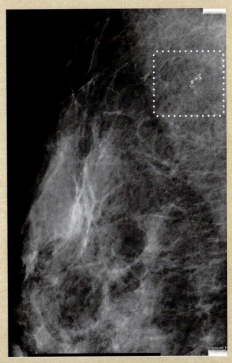

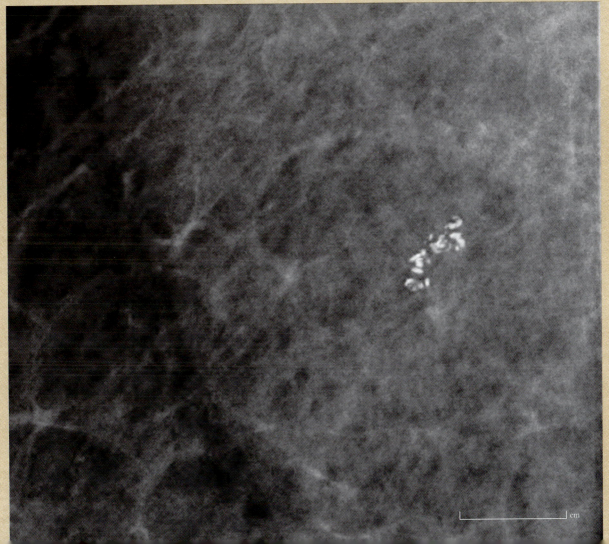

診断 皮膚真皮内に存在する硝子化した間質の石灰化

解説 右MLOで大胸筋に重なるように，多形性・集簇性石灰化を認める。よくみると石灰化は大小不同はあるものの角が取れて丸みを帯びており，小さくとも輝度が高いため，典型的な壊死型石灰化とは断定できない。場所も乳腺組織からはやや離れて存在している。C'もしくはかなり内上領域の乳腺内の病変である可能性もあるが，乳腺外の病変であることも考え得る。実際，本症例では皮膚真皮内の硝子化した間質内の石灰化であった。

病理

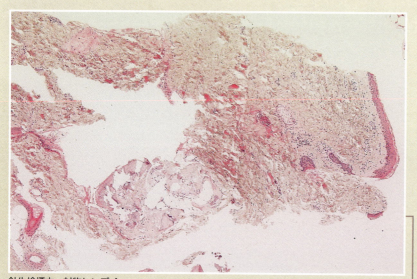

針生検標本　対物レンズ 4x

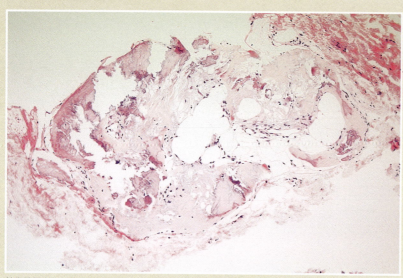

針生検標本　対物レンズ 10x

- **組織型**
  真皮内の硝子化した線維組織
- **石灰化の存在部位**
  線維組織の間質
- **石灰化の種類**
  間質型

集簇性石灰化

case 症例 17

52歳
検診マンモグラフィで石灰化指摘

密集する淡く不明瞭な石灰化と粗大な石灰化

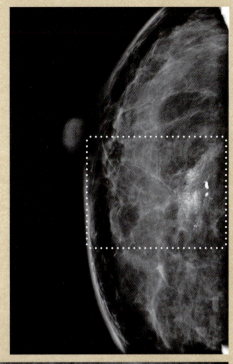

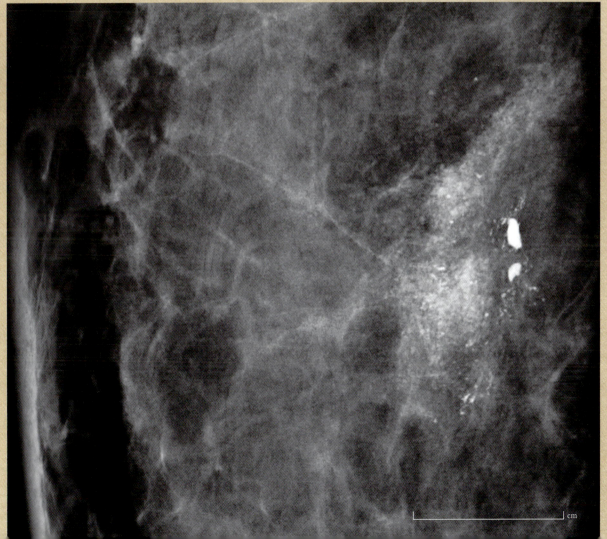

診断　シリコンバッグ摘出後の異物肉芽腫に伴う石灰化

解説　乳房背側にやや粗大な石灰化と，その周囲に非常に淡く不明瞭な石灰化を集簇性に認める。異なる形態の石灰化が同じ場所に存在しているため，2方向で単なる重なりでないかどうかを確認する必要がある。2つの異なる石灰化が同じ場所に存在している場合，一元的に考えたほうがよい。粗大な石灰化は明らかな良性石灰化であり，周囲の石灰化もあまりにも細かく腺葉を無視した分布を呈している。このような見慣れない石灰化をみた場合，手術歴などの既往を確認することも大切である。本症例はシリコンバッグの挿入と摘出というエピソードがあり，結果的には異物肉芽腫に伴う石灰化であった。

病理

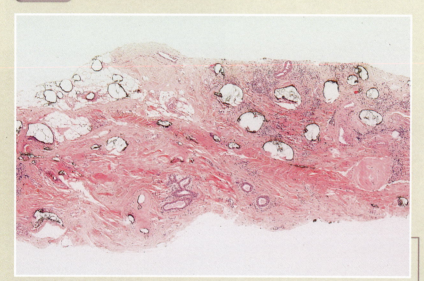

針生検標本　対物レンズ 4x

- **組織型**
  異物肉芽腫（シリコンバッグ）
- 異物多核巨細胞が異物を取り巻く
- 石灰化は確認できず

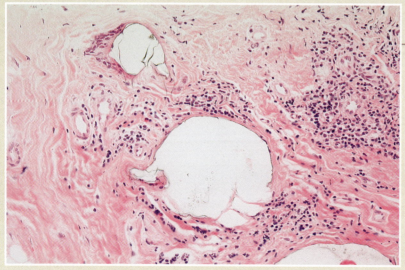

針生検標本　対物レンズ 20x

集簇性石灰化

case 症例 18

28歳
検診マンモグラフィ
で石灰化指摘

密集する淡く不明瞭な石灰化〜その1〜

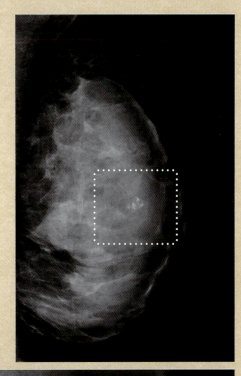

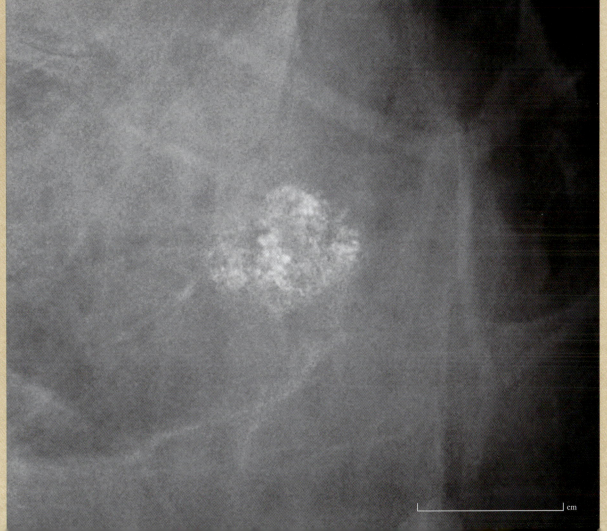

診断 乳管内乳頭腫の管腔内の分泌型石灰化

解説 左乳房に非常に淡く不明瞭な石灰化が密集している。Dence breast のため腫瘤影は確認できないが，集簇する石灰化の境界を追っていくと比較的境界明瞭な円弧を描いていることに気付く。このように非常に淡い石灰化が密集している場合，通常は粘液癌を第一に考え，良性であれば adenosis が鑑別に挙げられるが，本症例では乳管内乳頭腫内の管腔内の分泌型石灰化という非常に稀な症例であった。

病理

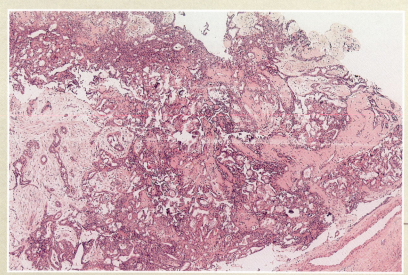

針生検標本　対物レンズ4x

- **組織型**
  乳管内乳頭腫
- **石灰化の存在部位**
  乳頭腫の管腔内
- **石灰化の種類**
  分泌型

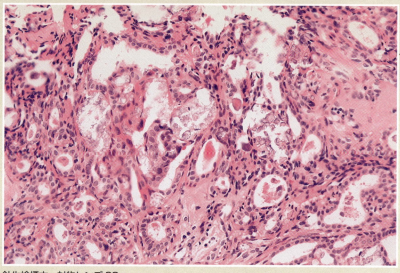

針生検標本　対物レンズ20x

[集簇性石灰化]

case 症例 19

49歳
検診マンモグラフィ
で石灰化指摘

密集する淡く不明瞭な石灰化〜その2〜

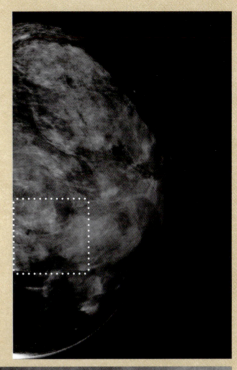

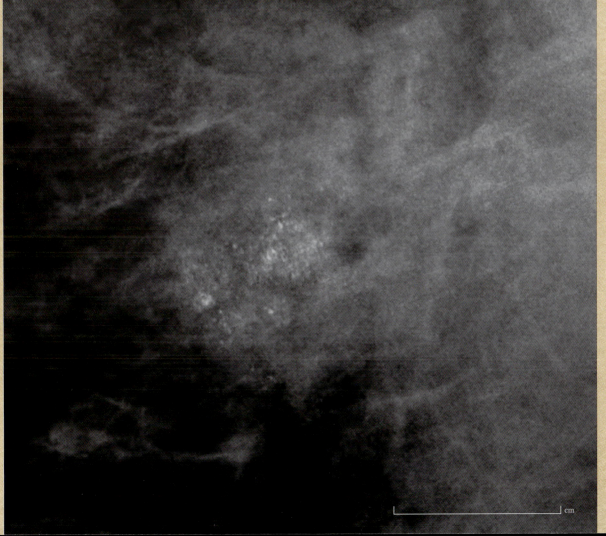

診断　乳腺症型線維腺腫の管腔内の分泌型石灰化

解説　非常に細かく淡い石灰化が左乳房のA領域にのみ密集して観察される。対側にも，同側の他領域にも石灰化は存在しない。石灰化存在部位の濃度はやや高いが，腫瘤の存在は明らかでない。限局しており，周囲に石灰化がみられないことから乳腺症の石灰化は考えにくい。形態と分布からはカテゴリー3をつけて精査となるが，孤立，限局していることから粘液癌なども考えておく必要がある。本症例は乳腺症型線維腺腫の管腔内に存在する石灰化であった。

病理

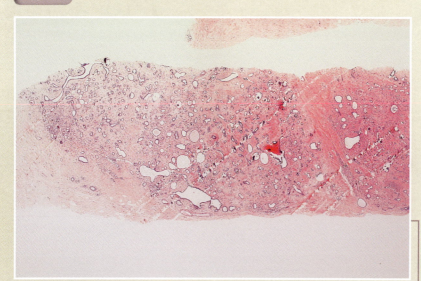

針生検標本　対物レンズ 2x

- 組織型
  線維腺腫；乳腺症型（硬化性腺症）
- 石灰化の存在部位
  硬化性腺症の管腔内
- 石灰化の種類
  分泌型

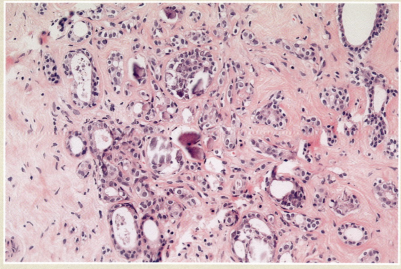

針生検標本　対物レンズ 20x

集簇性石灰化
case 症例 20

47歳
右腋窩腫瘤自覚

密集する淡く不明瞭な石灰化〜その3〜

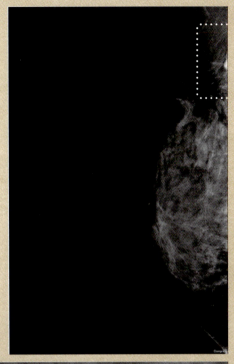

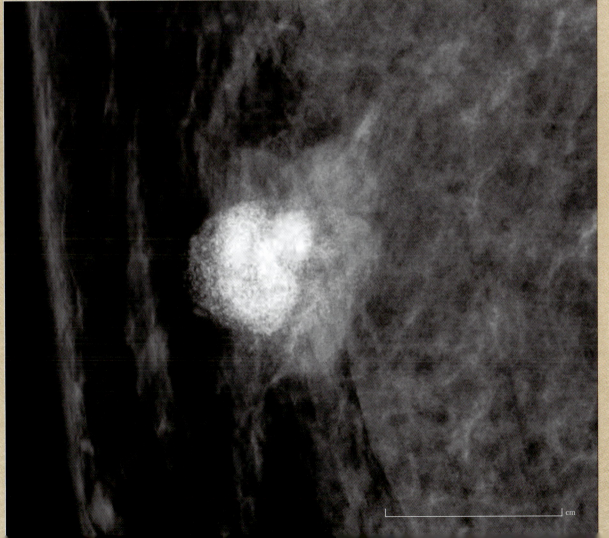

診断　浸潤性微小乳頭癌の間質浸潤巣の管腔内の分泌型石灰化

解説　右乳房頭側末梢部分に，一部に石灰化を伴う分葉状の腫瘤を認める。石灰化は極めて微細なものが高密度に集簇しており，一部は分葉状の腫瘍の辺縁をかたどっている。最も密集している部分では隙間なく石灰化が分布するために，一見粗大な石灰化のようにもみえる。腫瘍は石灰化を伴わない部分もあり，境界は明瞭な部分と微細分葉状の部分とが混在する。腫瘍の形状と辺縁から悪性を考えるが，石灰化の特徴より粘液癌か浸潤性微小乳頭癌が候補に挙がる。本症例は浸潤性微小乳頭癌であった。

病理

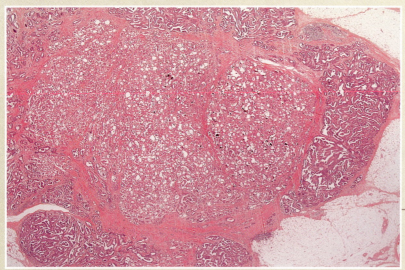

手術標本　対物レンズ1.25x

- **組織型**
  乳癌＞浸潤癌＞特殊型＞浸潤性微小乳頭癌
- **石灰化の存在部位**
  癌の間質浸潤成分の管腔内
- **石灰化の種類**
  分泌型

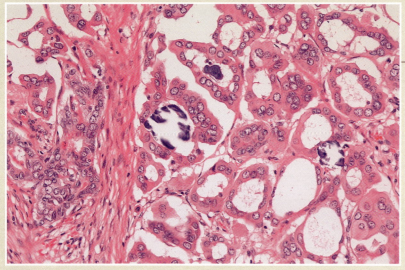

手術標本　対物レンズ20x

集簇性石灰化

case 症例 21

32歳
右乳房腫瘤自覚

密集する淡く不明瞭な石灰化～その4～

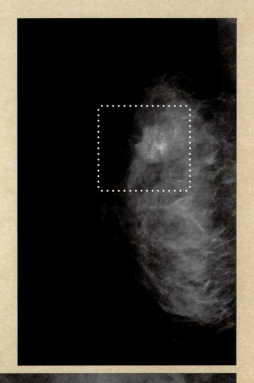

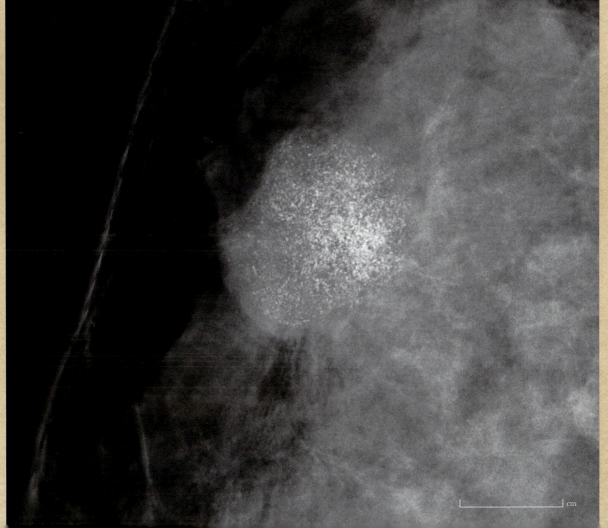

診断　粘液癌の粘液湖内に浮遊する分泌型石灰化

解説　右乳房頭側に比較的境界明瞭で内部に石灰化を伴う腫瘤影を認める。腫瘤辺縁の一部は微細鋸歯状で悪性腫瘍をまず考えさせる。内部の石灰化の形状は微小円形から淡く不明瞭であるが，均一で細かい石灰化が腫瘍内のみに密集している。こうした石灰化の特徴を有する頻度の高い組織型は粘液癌であり，石灰化は粘液内に浮かぶように認められる。よく観察すると粘液湖内の癌上皮内に分泌型の石灰化として存在する場合と，粘液内の石灰成分が析出するように存在する場合がみられる。今回は後者の分泌型石灰化であった。

病理

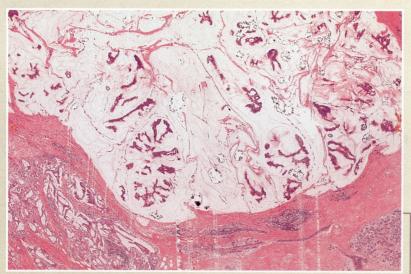

手術標本　対物レンズ 2x

- **組織型**
  乳癌＞浸潤癌＞特殊型＞粘液癌；混合型
- **石灰化の存在部位**
  粘液湖内
- **石灰化の種類**
  分泌型

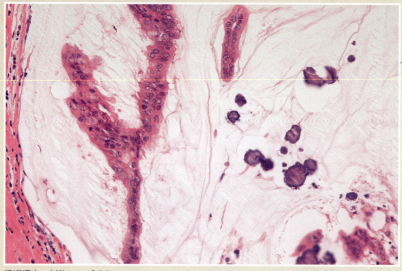

手術標本　対物レンズ 20x

集簇性石灰化

case 症例 22

59歳
検診の触診で腫瘤指摘

密集する淡く不明瞭な石灰化～その5～

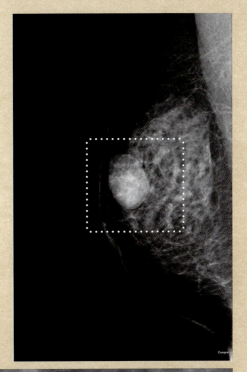

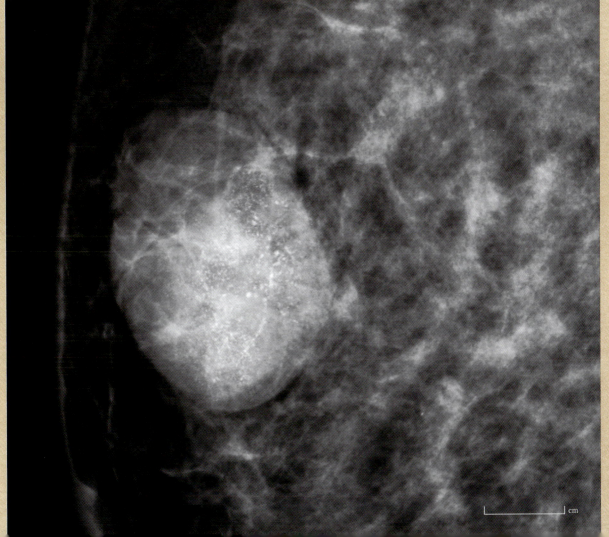

診断　囊胞内癌の管腔内にみられた壊死型石灰化

解説　右乳頭下に楕円形, 境界明瞭, 高濃度腫瘤を認める。その腫瘤内に淡く不明瞭な石灰化が密集しており, 重っている部分では一見多形性のようにみえる。このような淡く不明瞭な石灰化が非常に境界明瞭な腫瘤内に存在する場合, 悪性であれば粘液湖内に石灰化を伴う粘液癌を, 良性であれば密集する腺腔内に存在する分泌型石灰化を考え, 乳腺症型線維腺腫などが鑑別に挙がる。本症例は囊胞内癌の管腔内にみられた壊死型石灰化であった。

病理

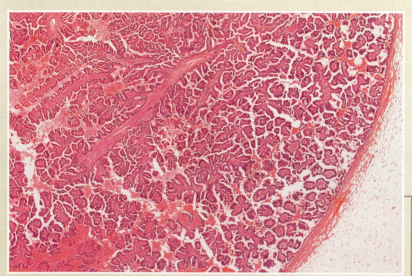

手術標本　対物レンズ 2x

- **組織型**
  乳癌＞浸潤癌＞浸潤性乳管癌＞乳頭腺管癌；乳管内（囊胞内）成分優位
- **石灰化の存在部位**
  癌の囊胞内成分（乳頭状）の管腔内
- **石灰化の種類**
  壊死型

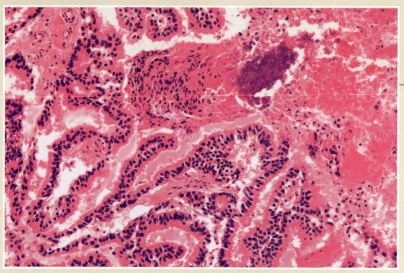

手術標本　対物レンズ 20x

集簇性石灰化

case 症例 23

36歳
右乳房腫瘤自覚

密集する淡く不明瞭な石灰化～その6～

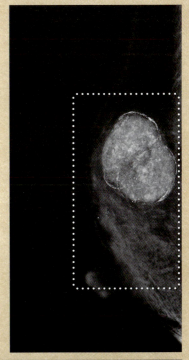

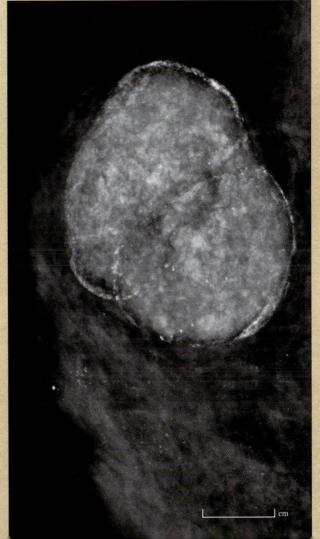

診断　乳瘤にみられた乳汁由来の石灰化

解説　2005年11月第1子出産。2007年7月授乳終了，第2子妊娠。2008年3月第2子出産。2009年5月授乳中。2010年3月上旬に断乳。前頁の写真は断乳後約1年で来院したときに撮影したマンモグラフィである。境界明瞭腫瘤内に微小な石灰化が多数，高密度で存在している。腫瘤の壁にも石灰化を認める。これは，いわゆる中心透亮性石灰化の一種であり，内部にカルシウム成分を多く含む液体を有しているためこのような形態をとる。これは授乳に伴って認めた乳瘤に生じた石灰化である。授乳終了後は徐々に縮小している。

他の画像

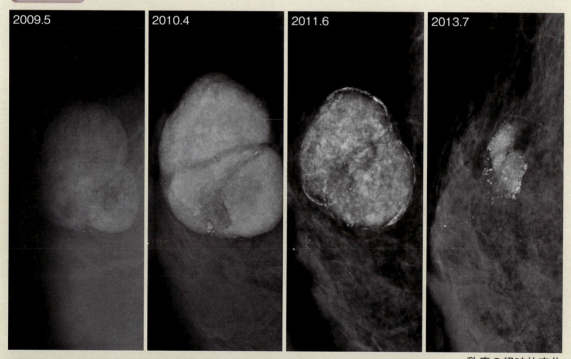

乳瘤の経時的変化

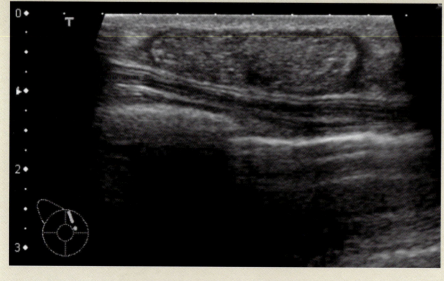

石灰化を含む乳瘤の超音波画像

症例 24

区域性石灰化

case

37 歳
右乳房腫瘤自覚

区域性に分布する淡く不明瞭な石灰化 〜その1〜

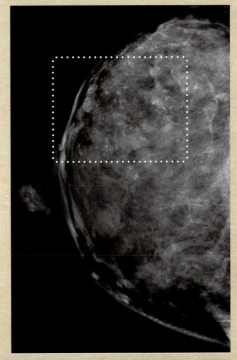

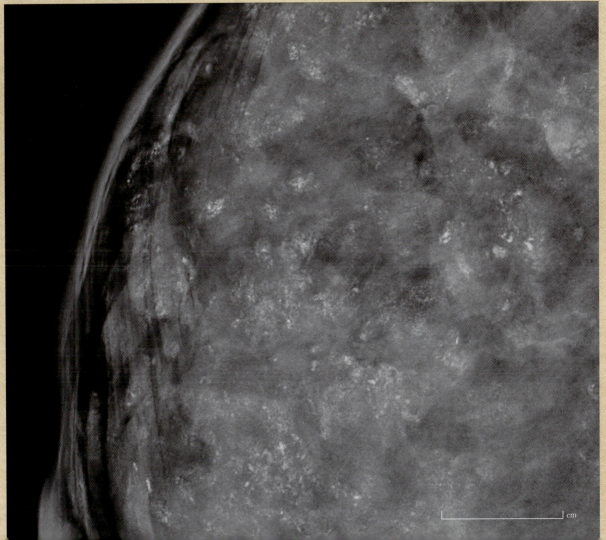

診断　小葉癌浸潤巣に囲まれた閉塞性腺症の管腔内の良性分泌型石灰化

解説　右乳房外側に広範囲に淡く不明瞭な石灰化を区域性に認める。石灰化は非常に淡く，小さな集簇を形成しながら全体としては区域性に存在している。形態だけからはどちらかというと良性を疑うが，対側にはまったくないこと，分布の特性より，悪性の可能性が高いと考えカテゴリー4とする。実際はこの石灰化の範囲に浸潤性小葉癌を認め，その中に取り残された閉塞性腺症の管腔内の分泌型石灰化であった。

病理

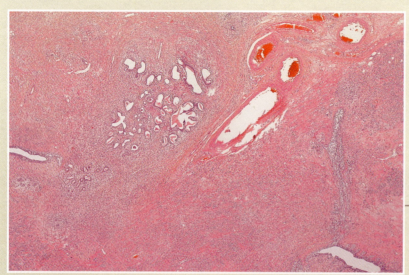

手術標本　対物レンズ 2x

- **組織型**
  乳癌＞浸潤癌＞特殊型＞浸潤性小葉癌
- **石灰化の存在部位**
  取り残された閉塞性腺症の管腔内
- **石灰化の種類**
  分泌型

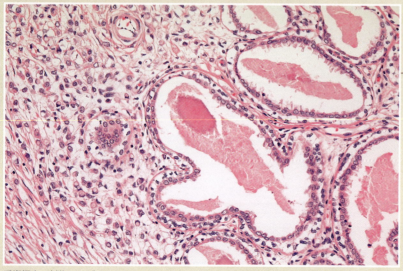

手術標本　対物レンズ 20x

case 症例 25 区域性石灰化

58歳
検診マンモグラフィで石灰化指摘

区域性に分布する淡く不明瞭な石灰化 〜その2〜

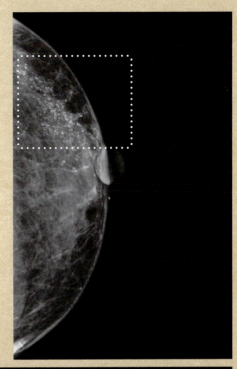

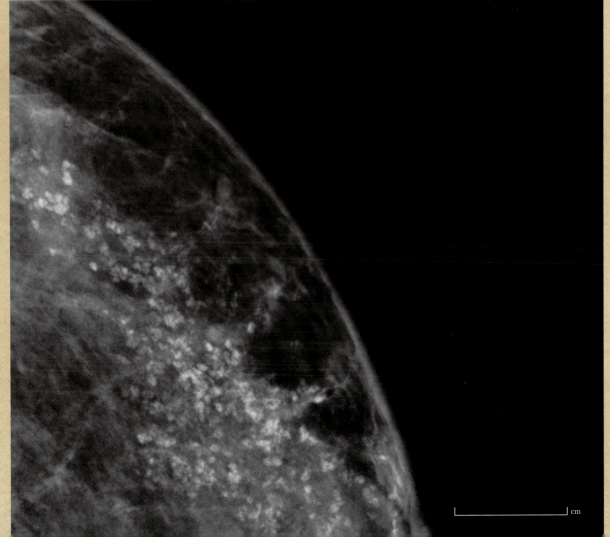

診断　正常乳腺組織の小葉腺房内の分泌型石灰化

解説　左外上に乳頭から末梢に向かって区域性に分布する石灰化を認める。形状は粗大円形にみえるものから淡く不明瞭なものまで様々であるが，淡く細かい石灰化が乳管や小葉に密集して存在するために一見粗大にみえているように思われる。1つの乳管腺葉系のみで起こる病変を考えるとまず乳癌を思い浮かべるが，典型的な悪性の石灰化とは異なる見慣れない形態を呈しており，精査が必要と考える。本症例では拡張した異型のない小葉腺房内に分泌型石灰化を認め，良性と診断された。

病理

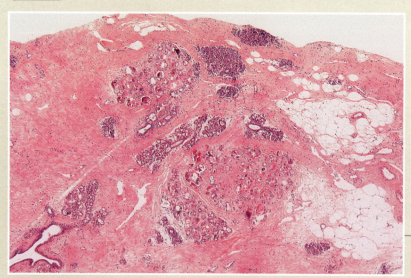

手術標本　対物レンズ4x

- ほぼ正常な乳腺組織
- 石灰化の存在部位
  小葉腺房内
- 石灰化の種類
  分泌型

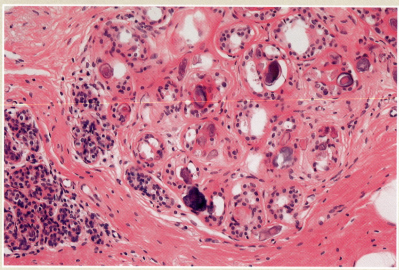

手術標本　対物レンズ20x

区域性石灰化

case 症例 26

47歳
検診マンモグラフィ
で石灰化指摘

区域性に分布する淡く不明瞭な石灰化
～その3～

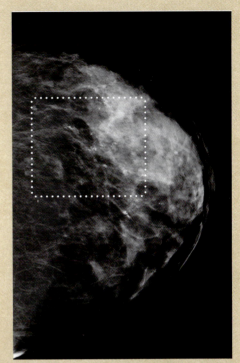

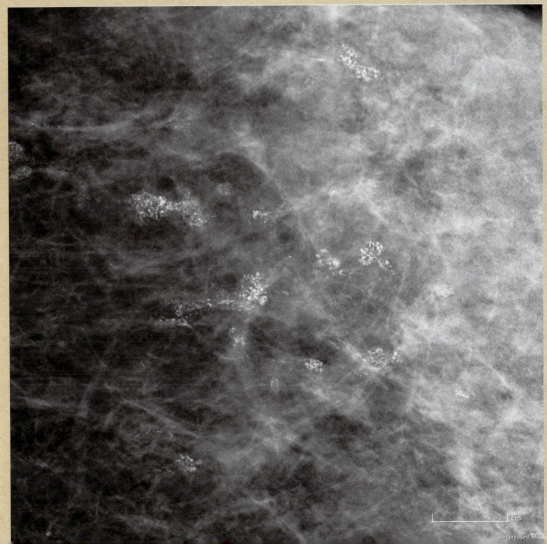

診断　非浸潤性乳管癌の小葉腺房内進展の悪性石灰化

解説　左乳房のD領域を中心に集簇した石灰化が全体として区域性に分布しているのが観察される。個々の石灰化は非常に微細であるが，大小のグループを形成しているため，検出は容易である。大小の集簇は拡張した小葉単位を示しているように分布している。実際，病理でも平坦型，低乳頭型の乳癌が小葉腺房内にまで及んでおり，その腺房内の大部分に壊死型と分泌型の石灰化を伴っていた。本症例は小グループを形成しながら，全体として区域性に分布する悪性の一つのパターンと考えられる。

病理

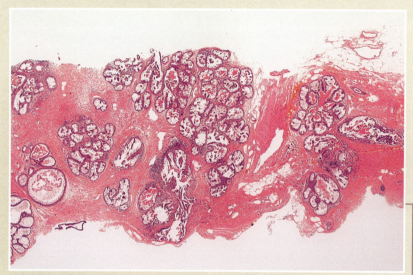

針生検標本　対物レンズ2x

- 組織型
  乳癌＞非浸潤癌＞非浸潤性乳管癌
- 石灰化の存在部位
  癌の乳管内成分（微小乳頭型）内
- 石灰化の種類
  壊死型，分泌型

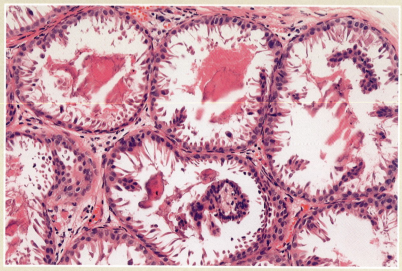

針生検標本　対物レンズ20x

症例 27 区域性石灰化

43歳
検診マンモグラフィで石灰化指摘

区域性に分布する淡く不明瞭な石灰化
〜その4〜

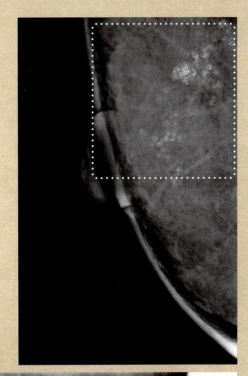

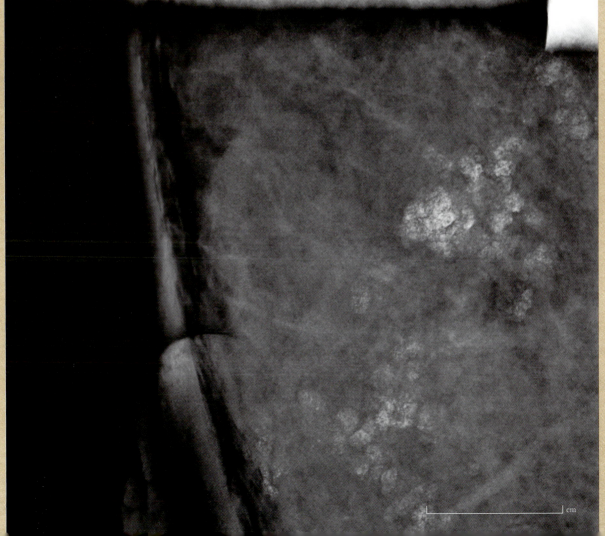

診断　非浸潤性乳管癌の小葉腺房内進展の分泌型石灰化

解説　右内上に区域性に分布する石灰化を認める。個々の石灰化はとても微細で淡いものだが，密集して存在するため，集簇した丸い形の石灰化が区域性に分布している印象を受ける。丸い集簇は小葉単位を表している可能性が高く，全体として区域性に分布する場合はまず悪性を考えるべきであるが，集簇の輪郭がきれいな球形である点がよくみられる悪性像とやや異なる。吸引式乳房組織生検では非浸潤性乳管癌（平坦型＋低乳頭型）の分泌型石灰化であった。

病理

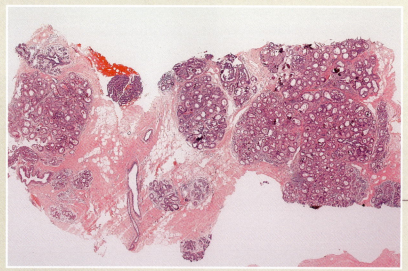

針生検標本　対物レンズ 2x

- 組織型
  乳癌＞非浸潤癌＞非浸潤性乳管癌
- 小葉内進展が主体
- 石灰化の存在部位
  癌の乳管内成分（平坦型）内
- 石灰化の種類
  分泌型

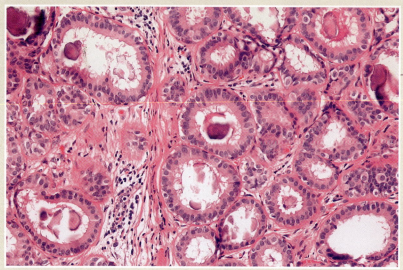

針生検標本　対物レンズ 20x

| 区域性石灰化 |

case 症例 28

50歳
検診マンモグラフィ
で石灰化指摘

区域性に分布する淡く不明瞭な石灰化 〜その5〜

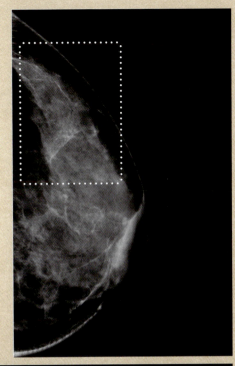

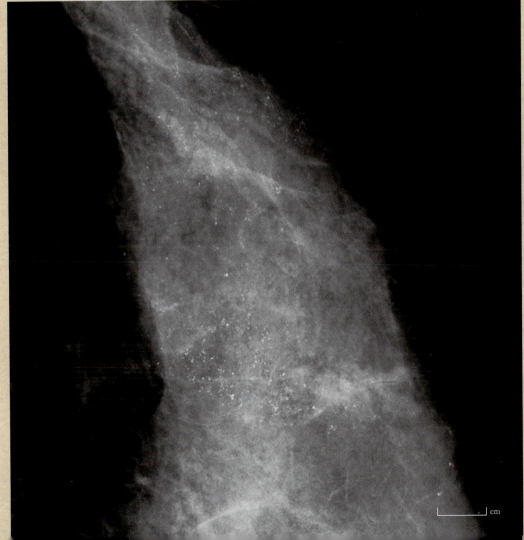

診断　乳管近傍の間質型石灰化

解説　左乳房外側に，非常に淡く不明瞭〜微小円形石灰化を認める。外側部分の石灰化は密度が高く，そこから乳頭側にかけて密度が低下するものの石灰化は区域性に分布している。石灰化の形態は淡く不明瞭なものが主体で良性の可能性が高いが，分布からは乳癌のことも考えて精査が必要である。この症例では乳管に隣接して存在する間質の石灰化によって成り立っていることが病理学的に判明した。

病理

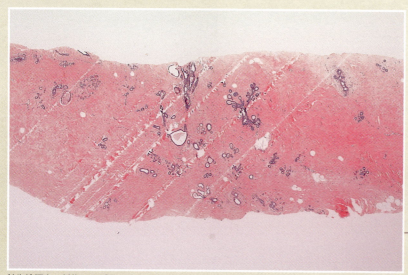

針生検標本　対物レンズ2x

- ほぼ正常の乳腺組織
- 石灰化の存在部位
  乳管近傍の間質
- 石灰化の種類
  間質型

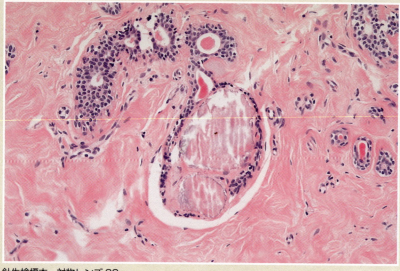

針生検標本　対物レンズ20x

> 区域性石灰化

症例 29

25歳
右乳房腫瘤自覚

広範囲に分布する淡く不明瞭な石灰化

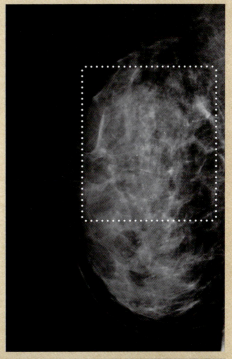

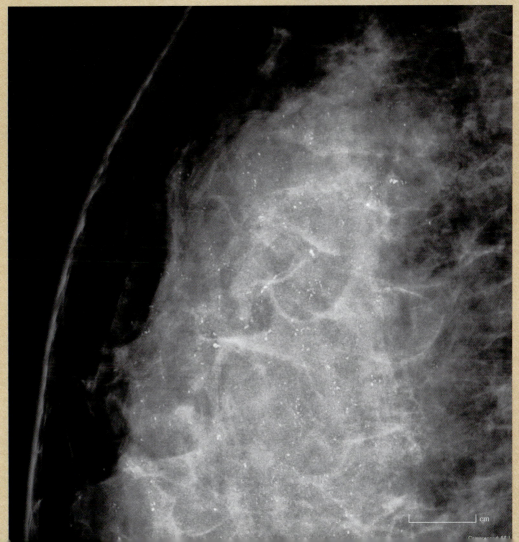

診断　癌の乳管内成分の管腔内の壊死型石灰化

解説　右に微小円形から淡く不明瞭な石灰化をびまん性に認める。対側にも同様の分泌型石灰化を認める場合は両側びまん性石灰化として乳腺症などを考えカテゴリー2とする。しかしこの症例の場合，対側にはほとんど石灰化を認めないため，一見びまん性と思っても広い区域性に存在している可能性も考え，精査が必要となる。2方向撮影を行うとより分布の情報が得られる。標本写真では，右外側区域性に石灰化が存在することがわかる。

他の画像

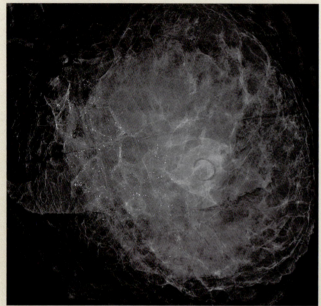

標本撮影

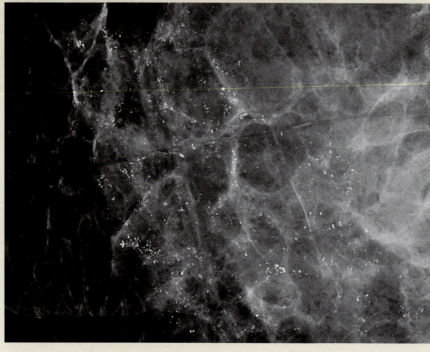

標本撮影（拡大）

病理

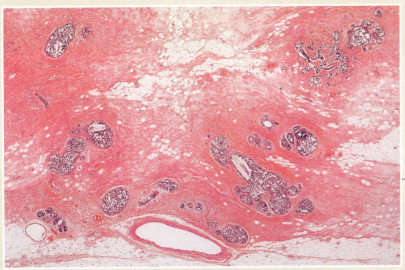

手術標本　対物レンズ 2x

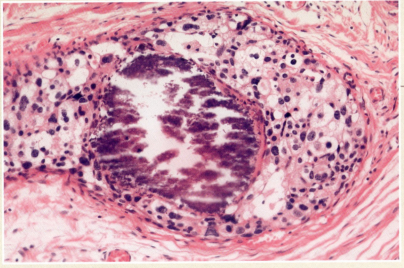

手術標本　対物レンズ 20x

- 術前化学療法あり：治療効果 Grade 1a
- **組織型**
  乳癌＞浸潤癌＞浸潤性乳管癌＞乳頭腺管癌；乳管内成分優位
- **石灰化の存在部位**
  癌の乳管内成分（面疱型）内
- **石灰化の種類**
  壊死型

column
温存手術後の乳頭内に石灰化をみつけたら…

49歳女性，4年前E領域の石灰化乳癌を部分切除。術後のマンモグラフィで乳頭内に石灰化が出現，増加した。無症状，分泌（−），Paget（−）。

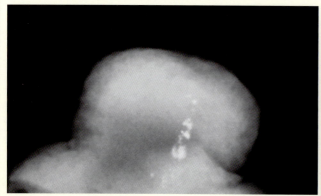
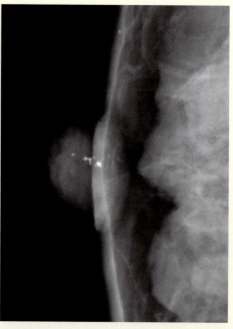

マンモグラフィで乳頭内に線状に並ぶ多形性の石灰化を認めた。

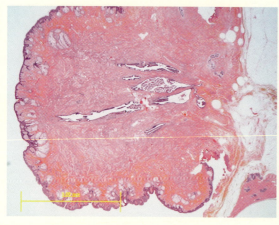
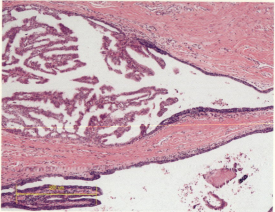

病理では乳頭内の主乳管内に篩状型を中心とした乳管内癌を認めた。初回の部分切除標本を見直すと，乳頭側5mm以内に異型乳管内病変があり，今回の標本と合わせて真の再発と診断した。

■ 本症例のポイント

乳房温存手術の後に，乳管内進展部分が乳頭側に残ることがあり，これが後に乳頭内の主乳管まで進展して石灰化を形成し，再発に気付くことがある。乳頭内の石灰化以外に同様の再発の症状として血性乳頭分泌，乳頭のPaget様変化などがあり，早期に気付く可能性の高い再発形式といえる。

| 区域性石灰化 |

case 症例 30

81歳
検診マンモグラフィ
で石灰化指摘

区域性に分布する微小円形石灰化
〜その1〜

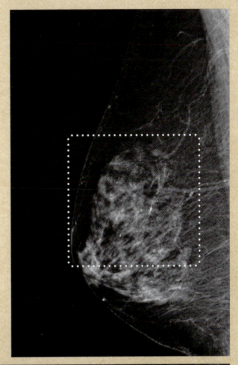

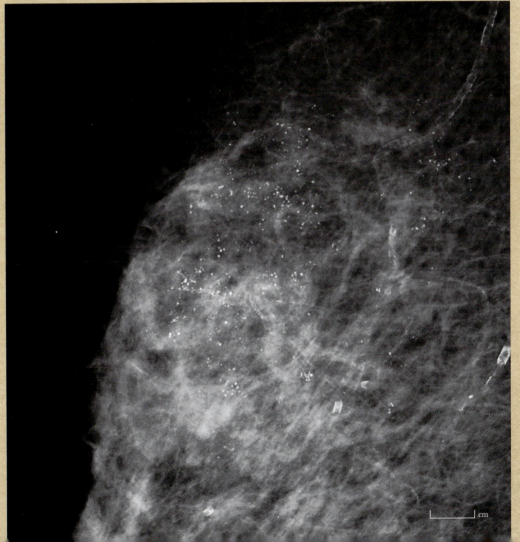

診断　退縮した乳腺の正常乳管近傍にみられる間質の石灰化

解説　右乳房頭側に，微小円形石灰化が区域性に分布している。石灰化の形態は丸く，辺縁が明瞭であり，大小不同はあるが形態と濃度は均一な微小円形からなる。形態からは良性石灰化を考えるが，分布が区域性であること，また，対側には石灰化を認めないことより精査の対象となる。臨床的には良性分泌型石灰化と思われたが，病理学的には正常乳管周囲の間質の一部が硝子化し石灰化となった間質型石灰化が主体を占めていた。

病理

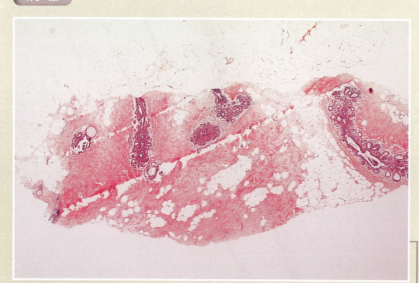

針生検標本　対物レンズ 2x

- ほぼ正常な乳腺組織
- 石灰化の存在部位
  乳管近傍の間質
- 石灰化の種類
  間質型

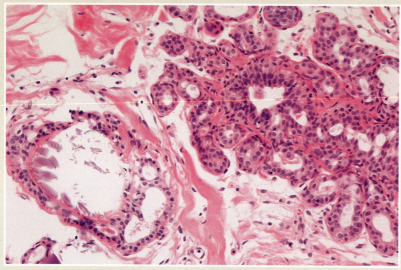

針生検標本　対物レンズ 20x

症例 31 区域性石灰化

40歳
検診マンモグラフィで石灰化指摘

区域性に分布する微小円形石灰化 ～その2～

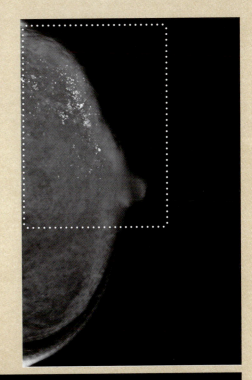

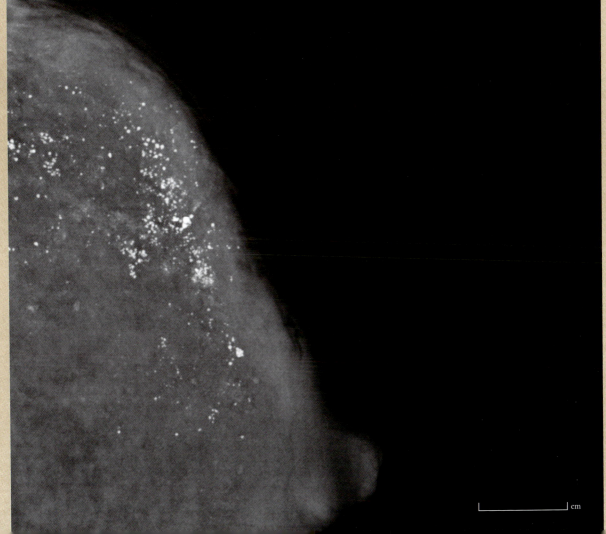

診断 乳腺症(閉塞性腺症,硬化性腺症)の分泌型石灰化

解説 左乳房外上部分を中心に,denseな乳房内に区域性に広がる石灰化を認める。対側にも,同側他領域にも石灰化はほとんどみられない。問題の石灰化は大小不同で密度が高く,一部多形のようにもみえるが,形態の基本は微小円形であり,多形にみえる石灰化もこの微小円形石灰化が重なって形成されていることが確認できる。カテゴリー4で精査が必要と判定した。吸引式乳房組織生検では様々な乳腺症の病変の腺腔内に分泌型の石灰化が浮かんでいるのが確認された。そのつもりで見直すと他の領域にもわずかに石灰化があり,同様な微小円形石灰化を呈していることが確認できる。

病理

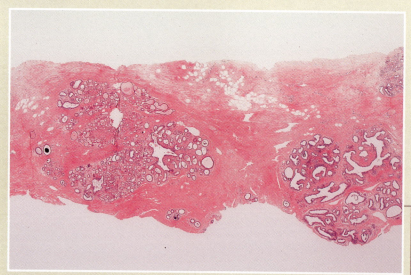

針生検標本 対物レンズ2x

- **組織型**
  乳腺症(閉塞性腺症,硬化性腺症)
- **石灰化の存在部位**
  閉塞性腺症,硬化性腺症の管腔内
- **石灰化の種類**
  分泌型

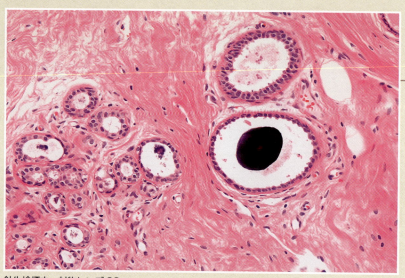

針生検標本 対物レンズ20x

区域性石灰化

case 症例 32

27歳
右乳癌精査中,
マンモグラフィで
左石灰化指摘

区域性に分布する粗大な円形石灰化

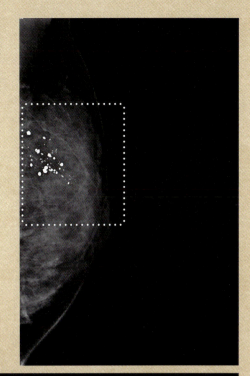

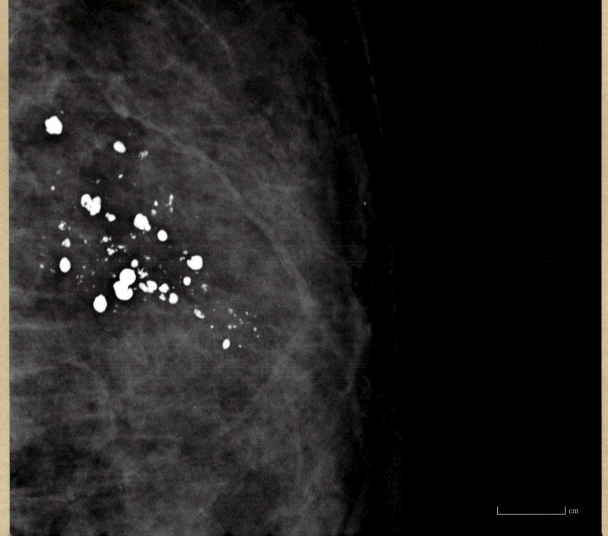

診断　異型乳管内の粘液由来の石灰化と粗大な間質型石灰化

解説　左乳房のA領域のみに大小の粗大な円形石灰化が集まっているのが観察される。大きいものは径が3mmを超え，通常，悪性の可能性は考えない。しかし対側に乳癌があったことや，周囲に微細な石灰化を多数含むこと，分布が区域性にみえることなどより精査が必要と考え，吸引式乳房組織生検を施行した。結果は腺腔内に薄い粘液を貯留した atypical intraductal lesion であった。現在まで3年を経過し，著変なく慎重に経過観察中である。粗大な石灰化は病理学的に間質由来の石灰化であり，淡い石灰化は異型乳管内に貯留する粘液由来の石灰化であった。

病理

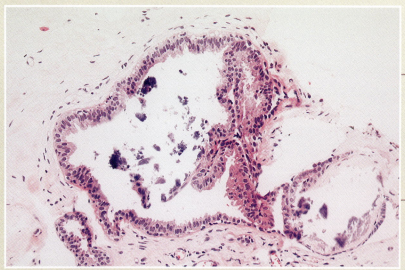

- 組織型
  異型乳管内病変（平坦型）
- 石灰化の存在部位
  異型乳管内病変の管腔内
- 石灰化の種類
  分泌型

針生検標本　対物レンズ20x

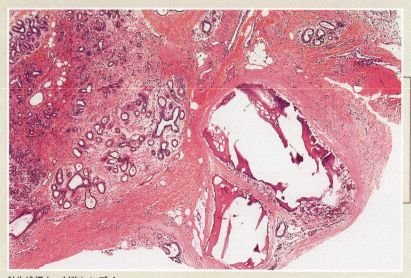

- 組織型
  間質の硝子化
- 石灰化の存在部位
  乳管近傍の間質
- 石灰化の種類
  間質型

針生検標本　対物レンズ4x

症例 33 区域性石灰化

61歳
検診マンモグラフィで石灰化指摘

区域性に分布する石灰乳石灰化

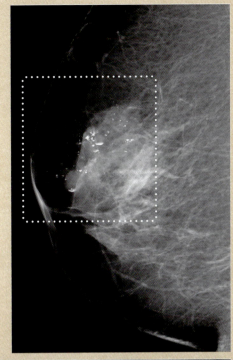

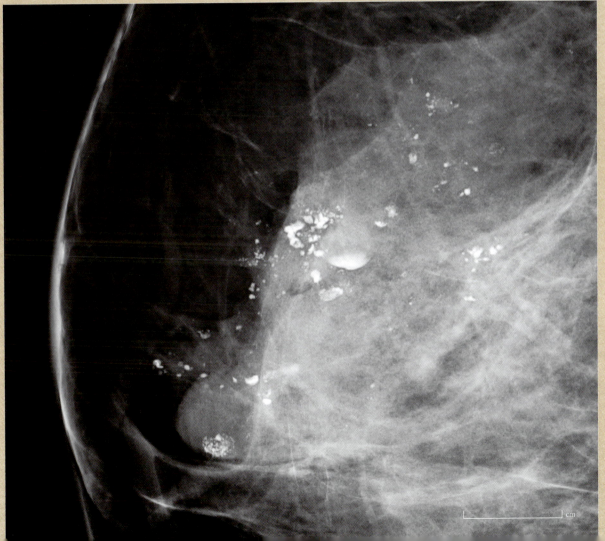

診断　非浸潤性乳管癌（cystic hypersecretory carcinoma）の管腔内の分泌型石灰化

解説
右の内外境頭側に区域性の石灰化が認められる。一部にやや粗大な石灰化を含むが，形態はMLOでいくつかのものがtea cup signを呈しており，石灰乳石灰化と診断できる。通常石灰乳石灰化は明らかな良性石灰化に分類されるが，本症例のように区域性分布を示す場合には悪性が完全に否定できないため，精査が必要である。超音波所見も悪性を疑ったため，針生検による精査を行い，悪性であることが判明した。

病理

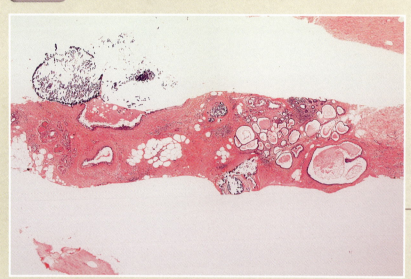

針生検標本　対物レンズ2x

- 組織型
  乳癌＞非浸潤癌＞非浸潤性乳管癌；cystic hypersecretory carcinoma
- 石灰化の存在部位
  癌の嚢胞状の乳管成分内
- 石灰化の種類
  分泌型

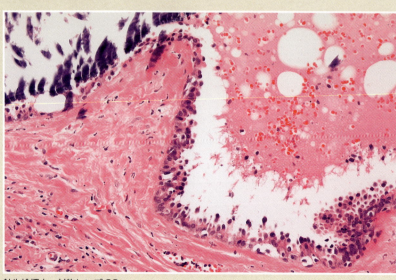

針生検標本　対物レンズ20x

区域性石灰化

case 症例 34

73歳
右乳房違和感

区域性に分布する やや丸みを帯びた 多形性石灰化 ～その1～

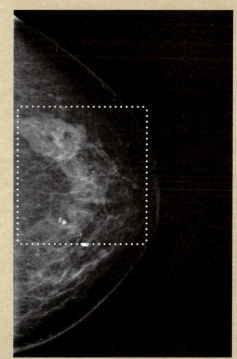

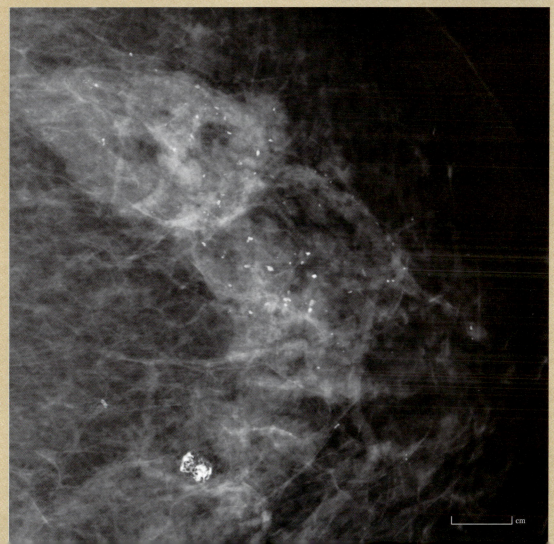

診断　乳頭状型非浸潤性乳管癌の間質にできた石灰化

解説　左乳房頭側に，やや丸みを帯びた多形性石灰化の区域性分布を認める。石灰化は一つひとつが境界明瞭で輝度も高く，多少の大小不同はあるが濃淡の差はなく，良性の石灰化を思わせる。円形石灰化の中に多形にみえる石灰化が混在するcomedo壊死のときのような濃淡の差はみられない。乳管拡張症や粘液があるときにみられる石灰化を思わせる。しかし，分布は乳頭直下から頭側に区域性に認めるため，一つの乳管腺葉系に病変が進展していることを示唆する。このような進展をきたす症例は乳癌の可能性が高いため，精査が必要となる。この症例では広範な乳頭状型のDCISが確認され，石灰化は乳管内癌の乳頭状成分の茎部間質にできた石灰化であった。

病理

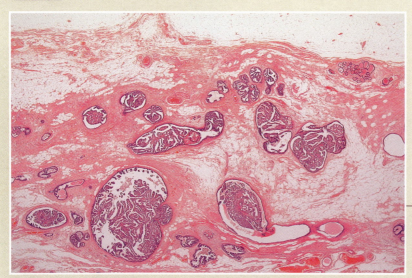

手術標本　対物レンズ 1.25x

- **組織型**
  乳癌＞非浸潤癌＞非浸潤性乳管癌
- **石灰化の存在部位**
  癌の乳管内成分（篩状−乳頭状型）の間質
- **石灰化の種類**
  間質型

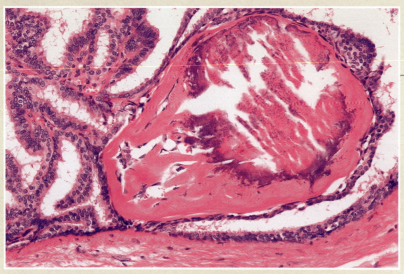

手術標本　対物レンズ 20x

区域性石灰化

case 症例 35

58歳
検診マンモグラフィ
で石灰化指摘

区域性に分布する
やや丸みを帯びた
多形性石灰化
〜その2〜

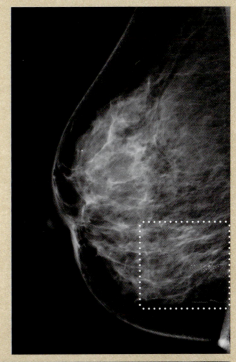

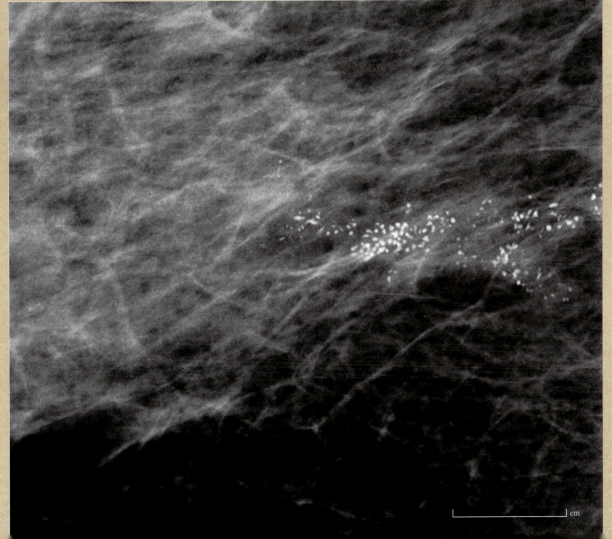

診断　浸潤性小葉癌の非浸潤部にみられた壊死型石灰化

解説　全体に丸みを帯びた石灰化が目立つが，よくみると様々な形態や大きさの石灰化からなることがわかる。このような石灰化はガラスの破片や枯れ木を折ったような壊死型にみられる特徴は有していないが多形性石灰化に分類するのがよい。丸みを帯びているものは通常分泌型の石灰化を考えるべきであるが，このような多形性を示す場合は壊死型の石灰化の可能性も十分に考えて診断すべきである。

病理

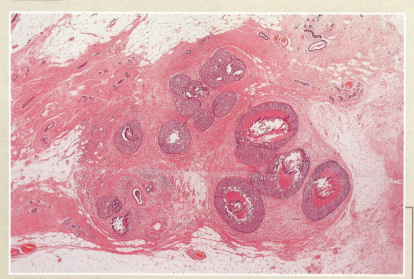

手術標本　対物レンズ 2x

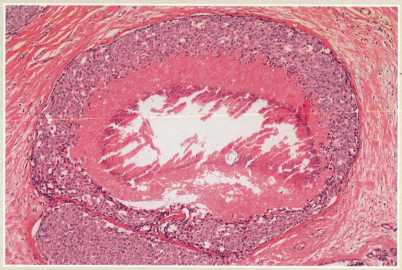

手術標本　対物レンズ 10x

- **組織型**
  乳癌＞浸潤癌＞特殊型＞浸潤性小葉癌；非浸潤成分優位
- **石灰化の存在部位**
  癌の非浸潤成分内
- **石灰化の種類**
  壊死型

| 区域性石灰化 |
| case 症例 36 |

48歳
検診マンモグラフィ
で石灰化指摘

区域性に分布する多形性石灰化

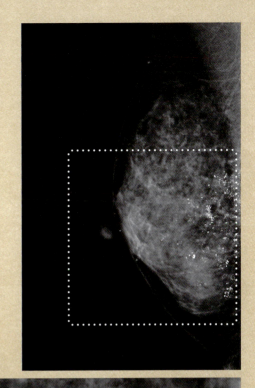

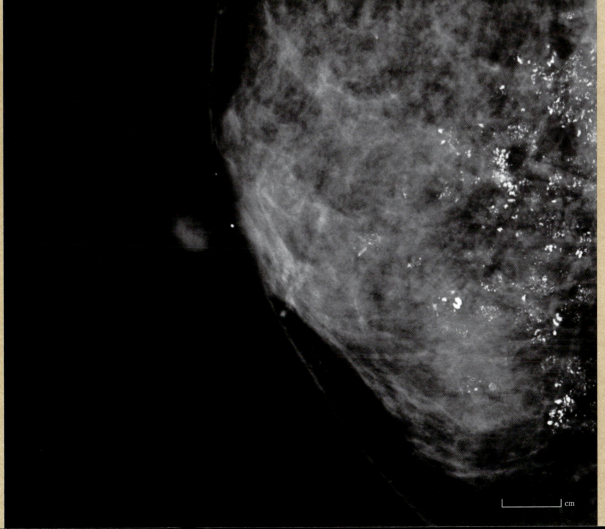

診断　非浸潤性乳管癌の拡張乳管内の粘液内に浮遊する分泌型石灰化

解説　右乳房中央から尾側にかけて多形性石灰化を区域性に認める。石灰化の形態は大小様々，濃淡も様々なため，多形性と判断できるが，典型的な壊死型石灰化である角張ったものが少なく，大部分は角が取れて丸みを帯びている。典型的な壊死型石灰化ではないため，カテゴリーは4とする。実際，病理では，拡張乳管内に粘液を認め，そこに浮遊する分泌型石灰化を認めた。

病理

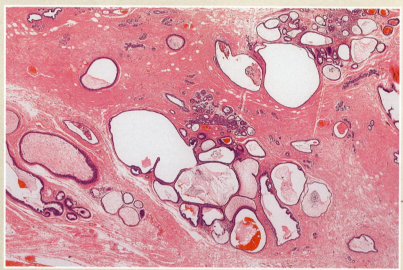

手術標本　対物レンズ2x

- **組織型**
  乳癌＞非浸潤癌＞非浸潤性乳管癌
- **石灰化の存在部位**
  癌の乳管内成分（平坦-低乳頭状）内
- **石灰化の種類**
  分泌型

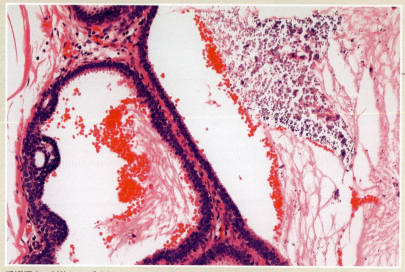

手術標本　対物レンズ20x

| 区域性石灰化 |

case 症例 37

60歳
検診マンモグラフィ
で石灰化指摘

区域性に分布する粗大な多形性石灰化

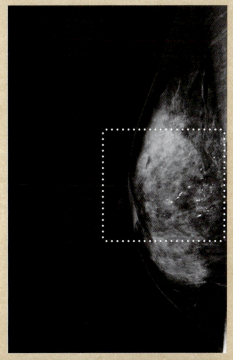

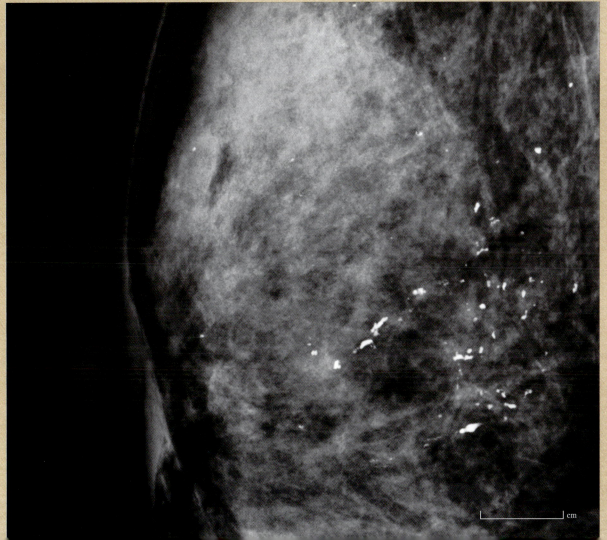

診断　一つの乳管腺様系の乳管近傍に多発した間質の石灰化

解説　右乳房中央に，乳頭から末梢にかけて区域性に分布する石灰化を認める。石灰化はやや粗大なものが多く，一部尖っているものもあるが多くは角が取れており，輝度も高く濃淡差があまりないため，典型的な壊死型石灰化ではない。乳管拡張症を第一に考えるが，粗大な comedo の石灰化を否定できないため，カテゴリー3とした。実際，壊死型の石灰化ではなく良性の石灰化であった。病理学的には組織球などを含む肉芽組織は確認できず乳管拡張症の診断とはならなかったが，乳管近傍の間質が硝子化して石灰化を形成していた。

病理

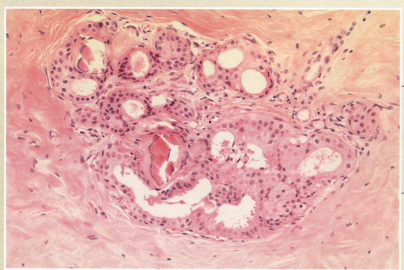

- ほぼ正常な乳腺組織
- 石灰化の存在部位
  乳管・小葉近傍の間質
- 石灰化の種類
  間質型

針生検標本　対物レンズ 20x

区域性石灰化

case 症例 38

51歳
検診マンモグラフィで石灰化指摘

広い区域性に分布する微細線状・分枝状石灰化

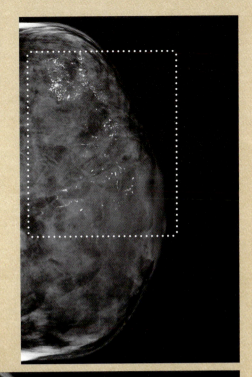

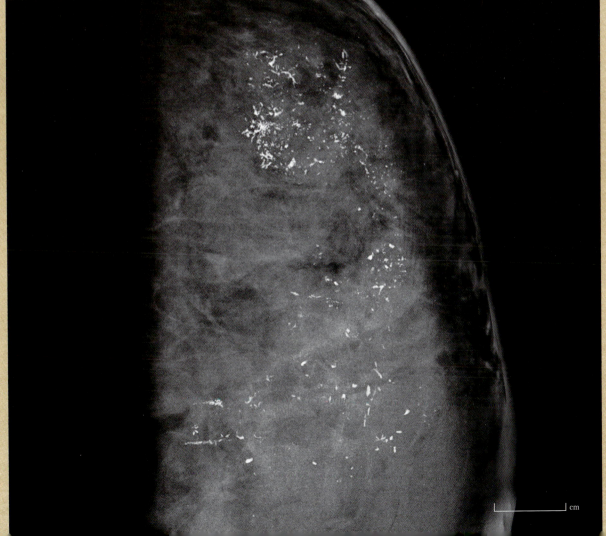

診断　乳頭腺管癌の管腔内の壊死型石灰化

解説　左乳房外側に区域性に石灰化を認める。乳頭近くの石灰化は楕円形で境界明瞭な，乳管拡張症を思わせる石灰化である。しかし，大部分の石灰化は大小不同，口径不整，濃淡差のある微細線状・分枝状石灰化であり，典型的な癌の壊死型石灰化と判断できる。カテゴリー5とした。病理でも，乳頭近くまで広範囲に広がる乳頭腺管癌であり，乳頭付近までcomedoの乳管内進展を認めた。

病理

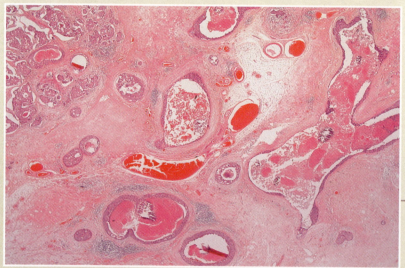

手術標本　対物レンズ1.25x

- **組織型**
  乳癌＞浸潤癌＞浸潤性乳管癌＞乳頭腺管癌；乳管内成分優位
- **石灰化の存在部位**
  癌の乳管内成分（面皰型）内
- **石灰化の種類**
  壊死型

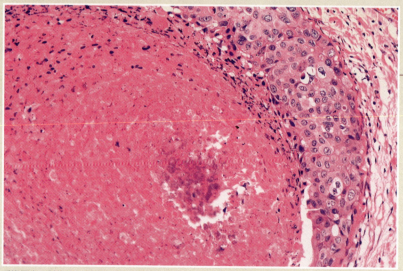

手術標本　対物レンズ20x

線状石灰化

case 症例 39

31歳
検診マンモグラフィ
で石灰化指摘

弯曲する線状石灰化

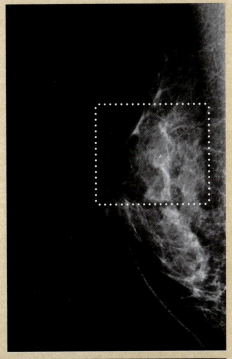

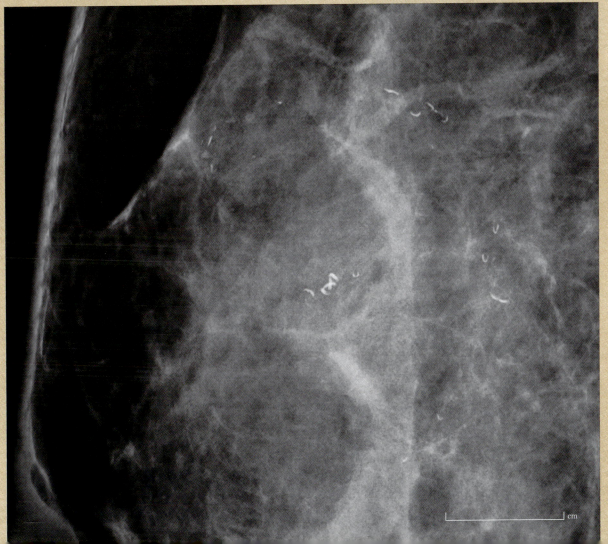

診断　細動脈の壁由来と思われる良性石灰化

解説　右内側，頭側を中心に管状の弯曲する石灰化を認める。乳管の走行とは明らかに異なり，脈管の輪郭を呈する。太い動脈にみられる動脈硬化の石灰化に似るが，若年であることや，それよりも細い脈管で起こっており，壁もスムーズである点が異なる。原因は不明，長期にわたって観察しても太い動脈の石灰化が起こってくるわけではないが，明らかな良性の石灰化の一つである。病理学的に確認は取れていないが，気を付けて読影していると時に遭遇する良性石灰化であるため，線状石灰化の鑑別診断に挙げておくことが重要である。

他の画像

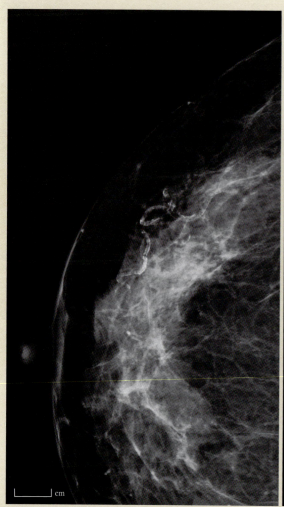

典型的な動脈硬化に伴う血管の石灰化

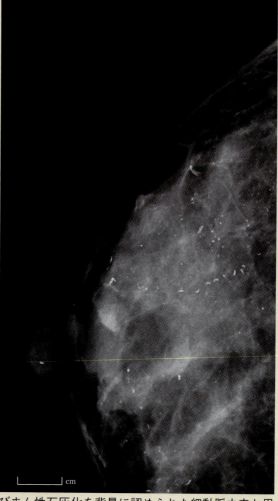

びまん性石灰化を背景に認められた細動脈由来と思われる弯曲した石灰化

線状石灰化

case 症例 40

48歳
検診マンモグラフィ
で石灰化指摘

分枝する線状石灰化
〜その1〜

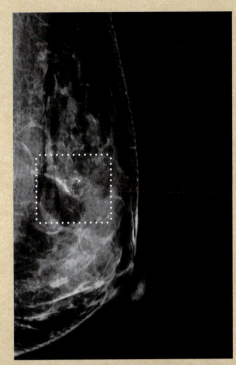

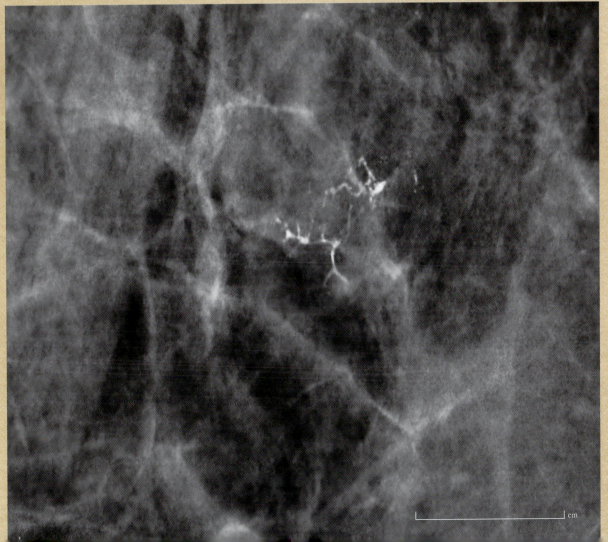

診断　平坦型非浸潤性乳管癌の管腔内に充満する分泌型石灰化

解説
左乳房の内側に石灰化があり，乳管が鋳型状に描出されている。まるで乳管造影を行ったように，線状，分枝状に長く連なっており，途切れがちなcomedo型の石灰化とは異なる形態を示している。吸引式乳房組織生検を施行し低乳頭型，平坦型のDCISであることが判明した。石灰化は乳管内に分泌型の石灰化として存在し，管内を充満しているためにこのような形態を呈したと思われた。分泌型ではあるが，悪性の石灰化として診断してよい形態と理解できる。

病理

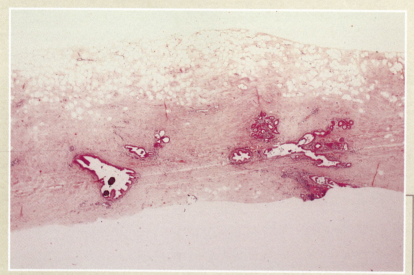

針生検標本　対物レンズ2x

- 組織型
  乳癌＞非浸潤癌＞非浸潤性乳管癌
- 石灰化の存在部位
  拡張した癌の乳管内成分とその周囲の平坦型乳管内成分の管腔内
- 石灰化の種類
  分泌型

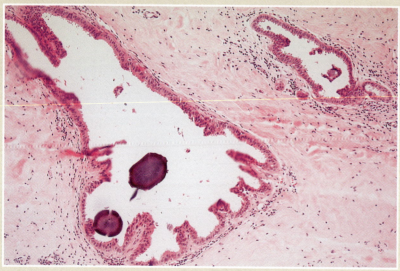

針生検標本　対物レンズ10x

線状石灰化

case 症例 41

36歳
右乳房腫瘤自覚

分枝する線状石灰化
～その2～

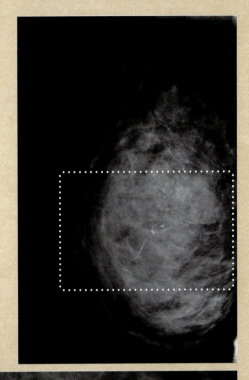

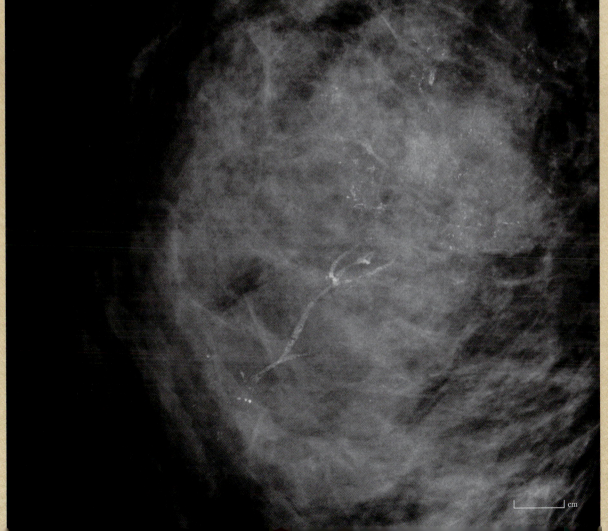

診断　硬癌の乳頭側の太い乳管内に充満する破砕された壊死型石灰化

解説
右乳頭から頭側にかけて，乳管造影を行ったような石灰化を認める。一見，辺縁がスムーズな微細線状・分枝状石灰化のようにみえるが，よくみると，細かい石灰化が太い乳管内に充満して，乳管の鋳型を形成しているのがわかる。Comedoの石灰化は一個一個が細く，これほど長くつながることはないため，細かく破砕された石灰化が，乳管内を充満するように堆積したものと考えられる。同部の上皮には悪性所見を認めず，末梢側から石灰化が乳頭方向に流れてきたことを推測させる。

病理

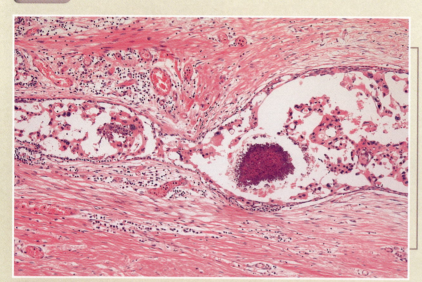

手術標本　対物レンズ 10x

- 術前化学療法あり：治療効果 Grade 1a
- **組織型**
  乳癌＞浸潤癌＞浸潤性乳管癌＞硬癌
- **石灰化の存在部位**
  癌の乳管内成分（篩状−面疱型）内
- **石灰化の種類**
  壊死型

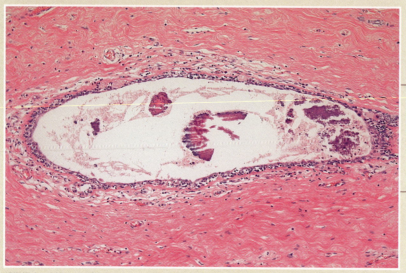

手術標本　対物レンズ 20x

- **石灰化の存在部位**
  乳管内，癌の乳管内成分からの流れ込み
- **石灰化の種類**
  壊死型

| 線状石灰化 |

case 症例 42

46歳
検診マンモグラフィ
で石灰化指摘

ヘビの抜け殻を思わせる線状に配列する石灰化

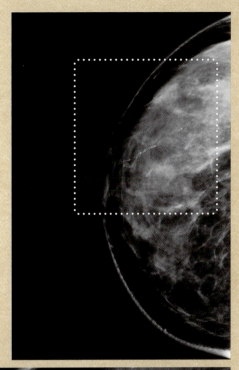

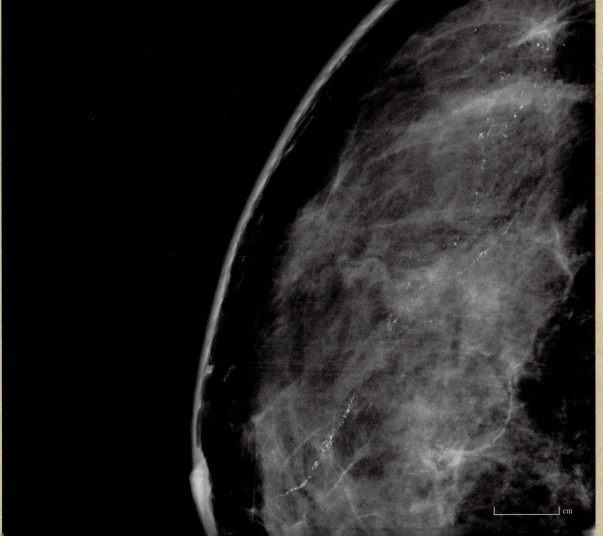

診断　Comedo型の非浸潤性乳管癌の管腔内に連なって存在する壊死型石灰化

解説　症例41と同様の石灰化である。こちらの症例のほうが，乳管内の石灰化が疎であり，乳管の走行はわかるが，途切れとぎれになっている。いわゆる「ヘビの抜け殻（snake skin）」と表現される石灰化である。

病理

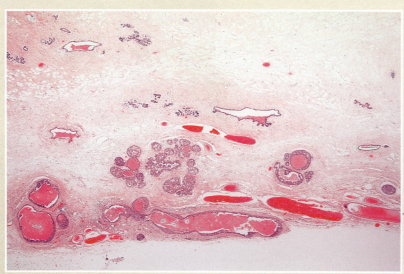

手術標本　対物レンズ2x

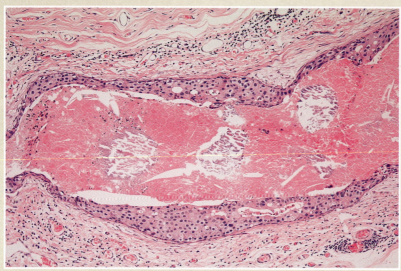

手術標本　対物レンズ10x

- **組織型**
  乳癌＞非浸潤癌＞非浸潤性乳管癌
- **石灰化の存在部位**
  癌の乳管内成分（面疱型）内
- **石灰化の種類**
  壊死型

症例 43 　線状石灰化

57歳
検診マンモグラフィで石灰化指摘

様々な太さを呈する線状石灰化

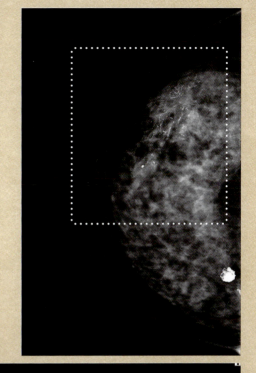

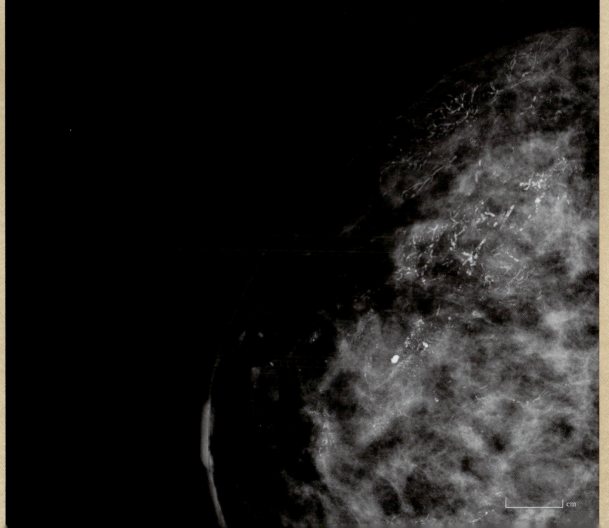

診断　乳頭腺管癌の管腔内の壊死型石灰化

解説　右外下を中心に様々な太さの線状・分枝状石灰化が区域性に広がっている。途絶や陰影欠損が目立ち，分布は乳管の走行に一致しており，典型的な comedo 型の石灰化と考えられる。乳管内に充満する癌細胞の中心壊死部分が石灰化したもので，広範な癌の進展を示している。石灰化だけでカテゴリー5と診断できる形態である。

病理

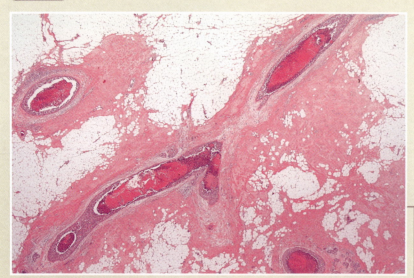

手術標本　対物レンズ 1.25x

- **組織型**
  乳癌＞浸潤癌＞浸潤性乳管癌＞乳頭腺管癌；乳管内成分優位
- **石灰化の存在部位**
  癌の乳管内成分(面疱型)内
- **石灰化の種類**
  壊死型

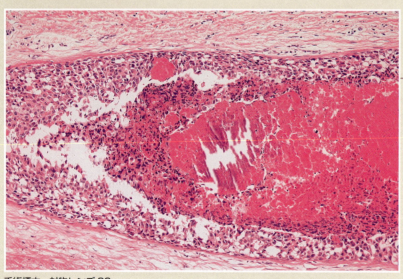

手術標本　対物レンズ 20x

症例 44 皮膚の石灰化

35歳
検診超音波で腫瘤指摘→精査マンモグラフィで石灰化指摘

乳輪皮膚に集簇する石灰化

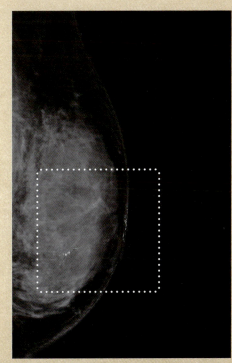

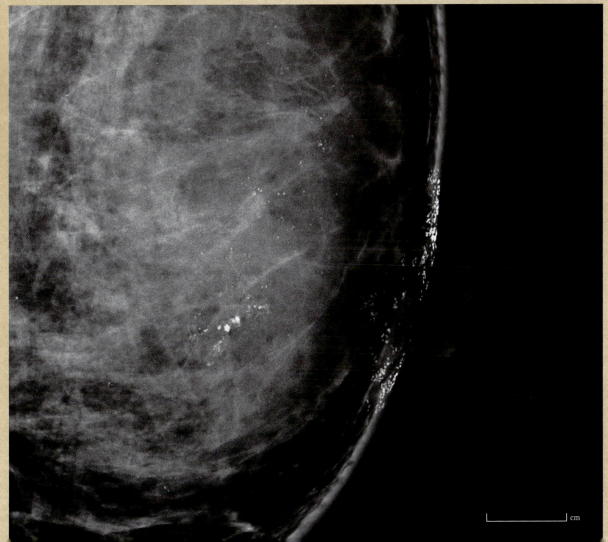

診断　乳輪部真皮深層にみられた皮膚付属器の石灰化

解説　乳輪部分にやや粗大な多形性石灰化を多数認める。乳腺内ではなく，皮膚に存在している。対側乳房の乳輪部分にも同様の石灰化を認め，この部分に関しては良性の石灰化の可能性を考える。乳腺内には淡く不明瞭〜多形性，区域性石灰化を認め，こちらが乳癌であったため手術を行った。乳輪部分の石灰化は，真皮深層に認められた骨化であった。

他の画像・病理

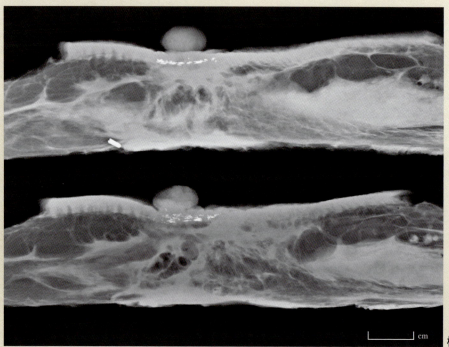

標本撮影

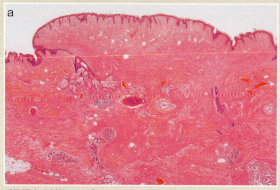

手術標本　対物レンズ 2x

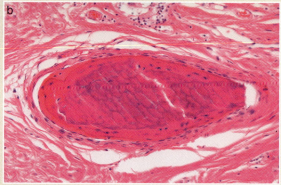

手術標本　対物レンズ 20x

a, b
- **組織型**：悪性所見のない皮膚付属器
- **石灰化の存在部位**：乳頭近傍の皮膚
- **石灰化の種類**：皮膚付属器の骨化

| 皮膚の石灰化 |

case 症例 45

84歳
右乳頭分泌自覚

乳頭内にみられる微細線状・分枝状石灰化

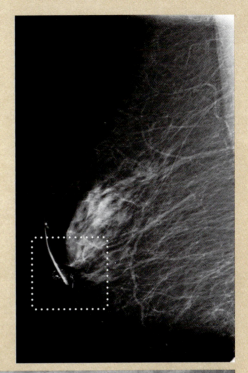

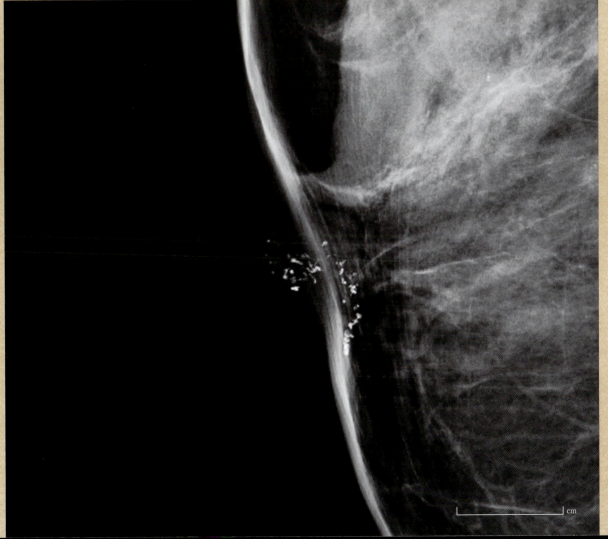

診断　乳頭状型非浸潤性乳管癌の間質にできた乳頭内の石灰化

解説　右乳頭内から乳頭乳輪部皮下にかけて，多形性石灰化を認める。石灰化は乳頭内から皮下まで連なっており，一連の病変と思われる。Paget 病を第一に考える。通常は乳腺内の石灰化が一本の主乳管に集束するが，本症例では乳頭内に多数の石灰化を認め，複数本の乳管の関与が考えられる。乳頭内には腫瘍を形成していたが，乳頭皮膚には Paget 様変化は認めなかった。

他の画像・病理

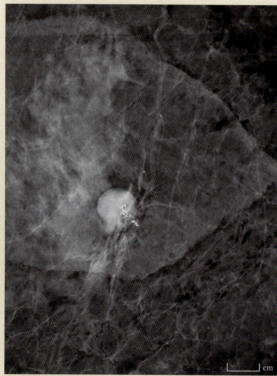

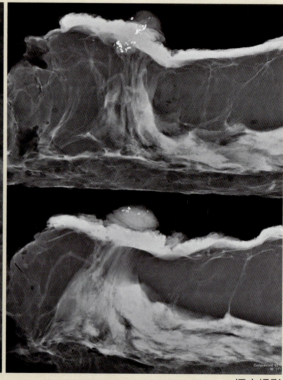

標本撮影

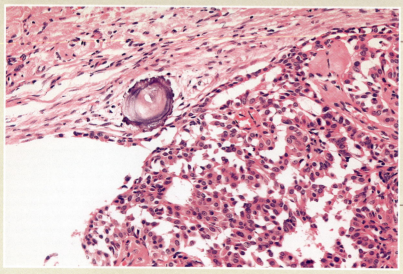

- **組織型**
  乳癌＞非浸潤癌＞非浸潤性乳管癌
- **石灰化の存在部位**
  癌の乳管内成分（充実-乳頭状型）の間質
- **石灰化の種類**
  間質型

手術標本　対物レンズ 20x

皮膚の石灰化

case 症例 46

53歳
左乳房腫瘤自覚

真皮直下に集簇する微細線状・分枝状石灰化

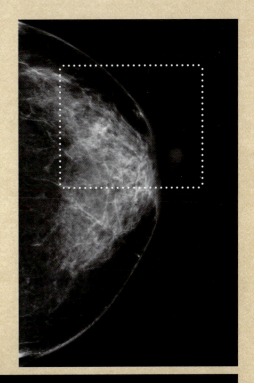

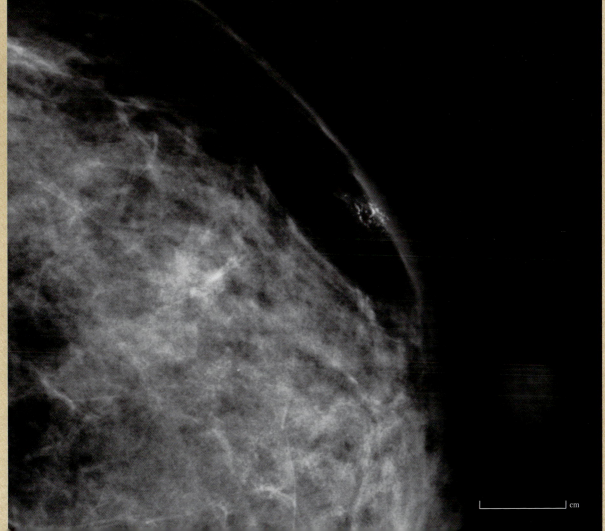

診断　皮膚直下に発生した硬癌の乳管内成分の壊死型石灰化

解説　乳頭からやや離れた皮膚と皮下組織内に多形性の集簇する石灰化を認める。形態からは乳管内の壊死型石灰化を考えさせるが，既存の乳腺組織とは離れて存在しており，診断に苦慮する。本症例では真皮直下から皮下に乳腺組織が存在しており，この部分に発生した乳癌の石灰化であることが判明した。

病理

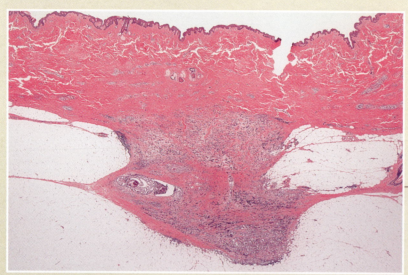

手術標本　対物レンズ 1.25x

- 病変は真皮から真皮直下に存在
- **組織型**
  乳癌＞浸潤癌＞浸潤性乳管癌＞硬癌
- **石灰化の存在部位**
  癌の乳管内成分（篩状−面疱型）内
- **石灰化の種類**
  壊死型

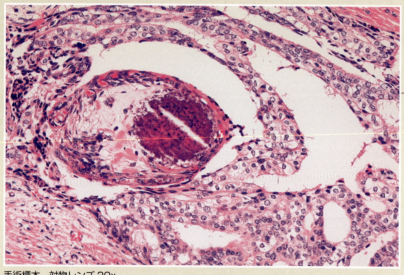

手術標本　対物レンズ 20x

皮膚の石灰化

case 症例 47

40歳
検診マンモグラフィ
で石灰化指摘

皮膚に広範に存在する淡く不明瞭な石灰化

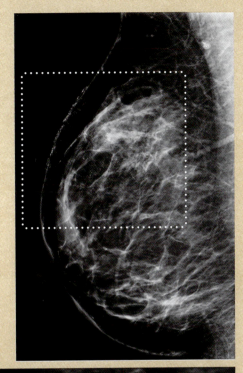

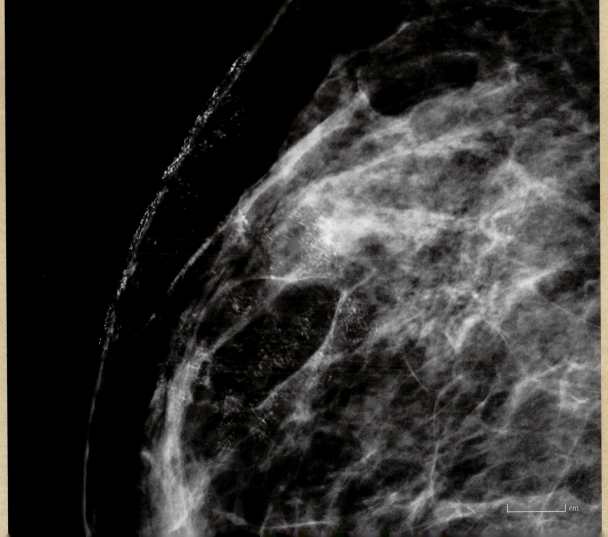

診断　Tatoo の鉄成分による石灰化様所見

解説　右乳房頭側，乳腺内，皮下，皮膚にわたって広範に石灰化を認める。乳房内に腫瘤影や構築の乱れなどの異常所見は認めない。石灰化の形態は淡く不明瞭だが一部線状にみえる部分もある。接線方向で皮膚に石灰化が存在することは間違いなく，一見，皮下や乳腺に存在するようにみえる石灰化も皮膚の石灰化をみている可能性がある。本症例では乳房皮膚に tatoo があり，その部分に一致して石灰化のようにみえる所見が認められた。一般に青系統の入れ墨には鉄が含まれており，このように描出されることがわかっている。

他の画像

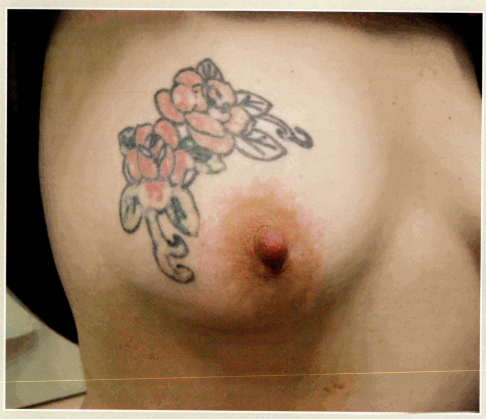

肉眼写真

| 皮膚の石灰化 |

case 症例 48

66歳
検診マンモグラフィ
で石灰化指摘

腋窩部に認められた淡く不明瞭な石灰化

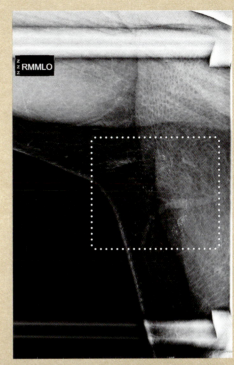

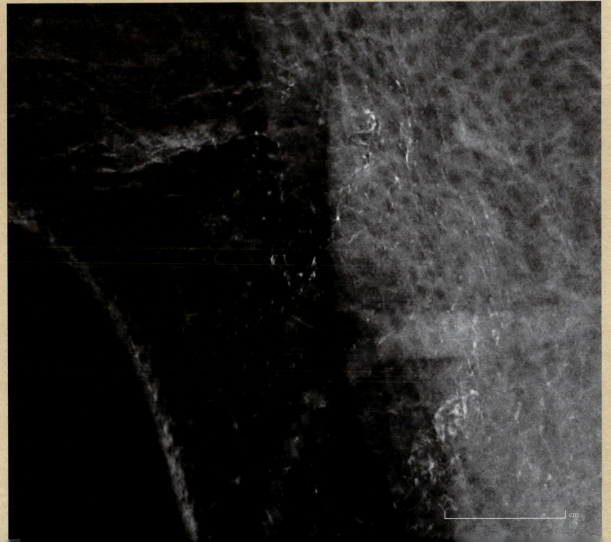

診断 制汗剤

解説 右腋窩部に淡く不明瞭から線状多形の石灰化様所見を広範に認める。通常，乳腺のない領域であり，副乳や皮膚の石灰化，アーティファクトなど様々な可能性を考えておかねばならない。本症例では，皮膚に広範に長時間作用型の制汗剤が塗布されており，この中の成分の酸化アルミニウムや銀などの金属が原因と考えられた。マンモグラフィを撮影するときには制汗剤などを使用しないように伝えておく必要がある。

他の画像

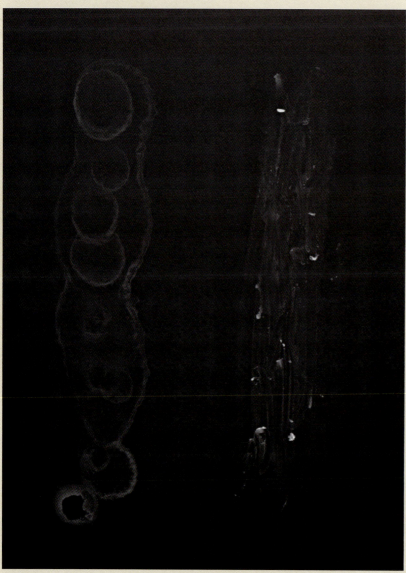

制汗剤のマンモグラフィ像(左：銀を含むスプレー型制汗剤を噴きつけたもの，右：銀を含むスティック型制汗剤を塗ったもの)

中心透亮性石灰化

case 症例 49

59歳
検診マンモグラフィ
で石灰化指摘

多発する中心透亮性石灰化

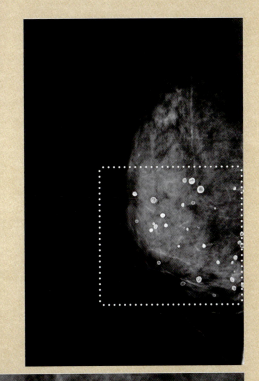

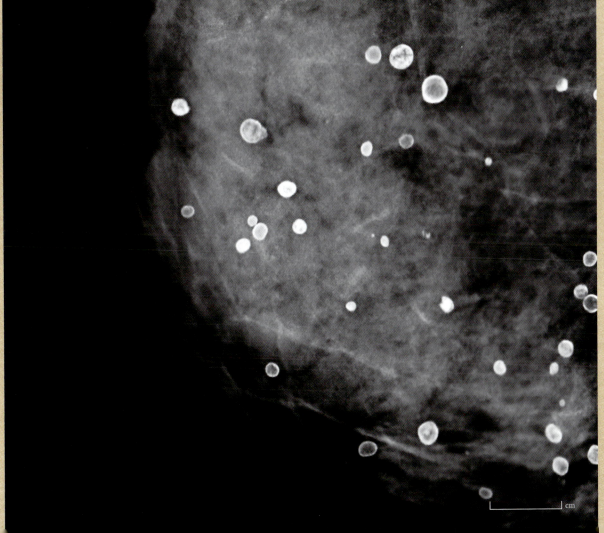

診断　濃縮嚢胞の壁の石灰化

解説　両側に，明らかな良性石灰化に分類される典型的な中心透亮性石灰化を多数認める。超音波では，腫瘤前面の高エコーと後方エコーの減弱を伴い，濃縮嚢胞の典型例を認める。前面に高エコー像を認めず，後方エコーの減弱を伴わない円形低エコー腫瘤に穿刺吸引細胞診を行ったところ蛋白様液体成分と泡沫細胞が採取され，濃縮嚢胞の所見であった。

他の画像

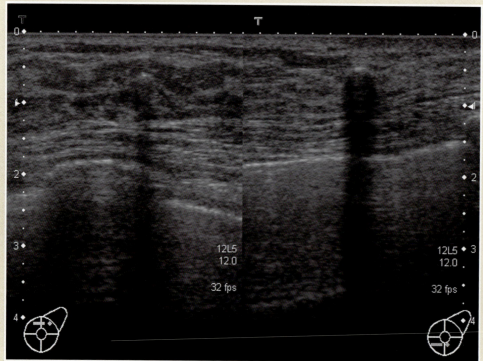

乳房超音波

中心透亮性石灰化

case 症例 50

69歳
左乳房腫瘤自覚

腫瘤から乳頭に向かって分布する中心透亮性石灰化

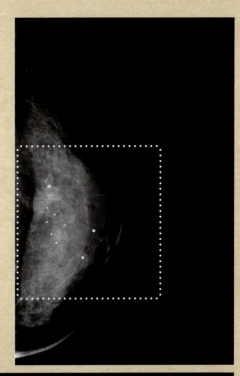

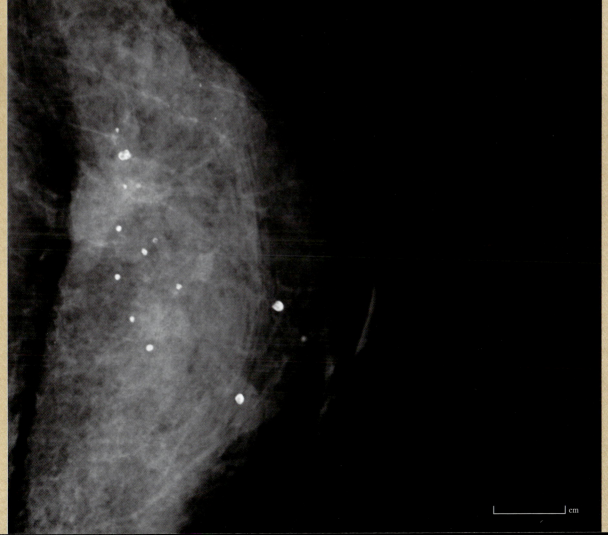

| 診断 | 石灰化分布に一致して認められた乳管内進展巣の濃縮分泌液と間質型石灰化 |

| 解説 | 左外下領域に存在する浸潤癌（アポクリン癌）から乳頭内表皮直下の主乳管までアポクリンタイプの乳管内癌巣を認めた。画像ではこの乳管内進展の腺葉に一致して中心透亮性の石灰化が存在している。標本ブロックやプレパラートの軟線撮影を行い，中心透亮性石灰化に一致すると思われる部位には拡張した管腔（cyst ?）内に充満する濃厚な分泌液を認めた。確定的な証拠は得られなかったが，癌の乳管内進展が直接または間接的に中心透亮性の石灰形成に関与していると思われた。 |

他の画像

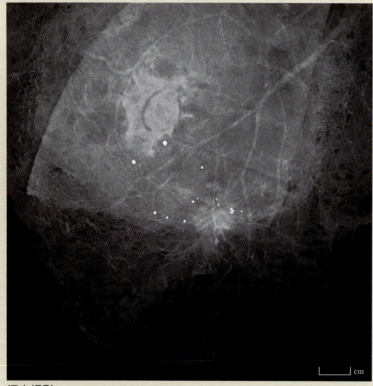

標本撮影

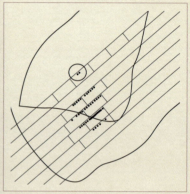

病変の広がり

病理

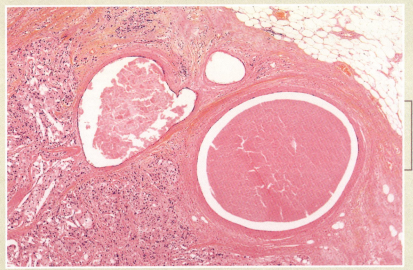

手術標本　対物レンズ 2x

- 浸潤癌近傍の拡張乳管
- 内部に濃縮された分泌物を入れる

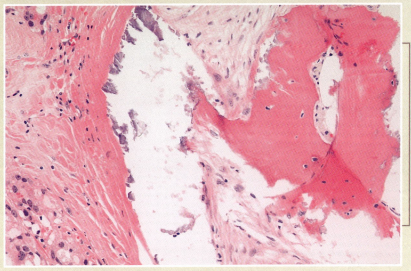

手術標本　対物レンズ 20x

- **組織型**
  乳癌＞浸潤癌＞特殊型＞アポクリン癌
- **石灰化の存在部位**
  癌の間質浸潤成分内の間質（癌とは無関係の既存の組織）
- **石灰化の種類**
  間質型（骨化あり）

column

リンパ節の中にも石灰化？！

44歳女性，左皮膚潰瘍を伴う乳房腫瘤，左腋窩腫瘤で紹介初診。左進行乳癌 T4bN1M0 で術前化学療法後 Bt＋Ax 施行。

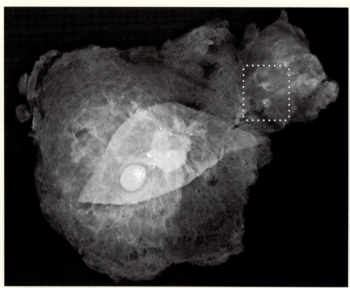
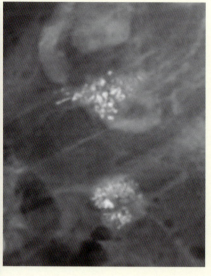

摘出標本の軟線撮影
腋窩リンパ節内部に集簇する多型性石灰化を認める。

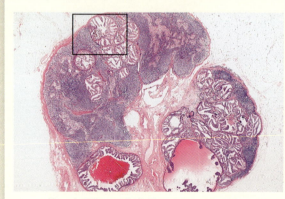
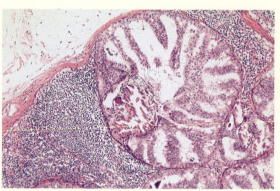

リンパ節の病理像では転移巣は cribri-comedo type の乳管内癌巣を模倣した形態を示す。その腺腔内には癌細胞の壊死物質，分泌液が貯留し，壊死型，分泌型両方の石灰化が認められる。

■ 本症例のポイント

マンモグラフィを撮影すると癌の症例で稀に石灰化を含むリンパ節が写ってくることがある。乳房内の原発巣にも石灰化を伴っていれば，まずはこうしたリンパ節転移を考えるべきである。

中心透亮性石灰化

case 症例 51

47歳
乳房腫瘤自覚

粗大な中心透亮性石灰化

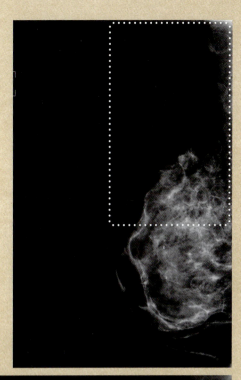

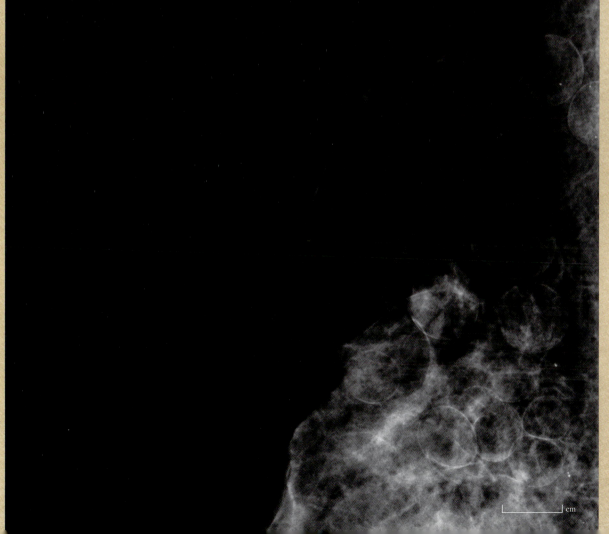

診断　全身皮下にみられた steatocystoma の石灰化

解説　脂肪濃度の円形境界明瞭腫瘤が両側に多発している。乳腺領域をはずれて腋窩部にまで及ぶ。腫瘤辺縁には石灰化を伴い，いわゆる中心透亮性石灰化の像を呈する。Oil cyst が多発する所見で，通常脂肪注入後にみられることが多いが，この症例では分布が異なり，かつ，そのような既往もない。CT でも乳房のみではなく全身皮下に同様な腫瘤が多発しており，steatocystoma と診断された。

他の画像

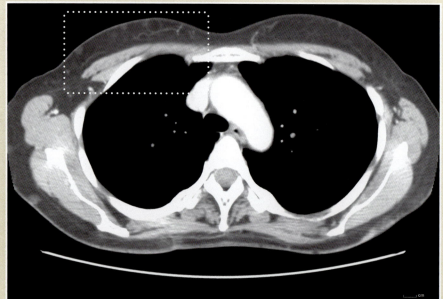

胸部 CT

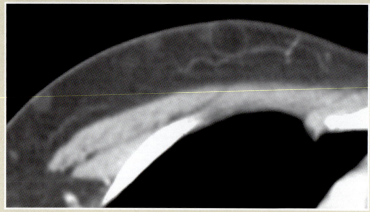

同拡大

変化する石灰化

case 症例 52

76歳
左乳房腫瘤自覚

DCISの石灰化を放置。
4年後のマンモグラフィ
の所見は？

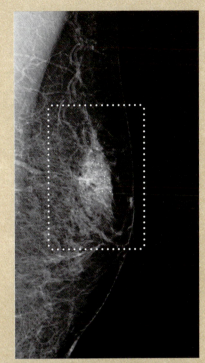

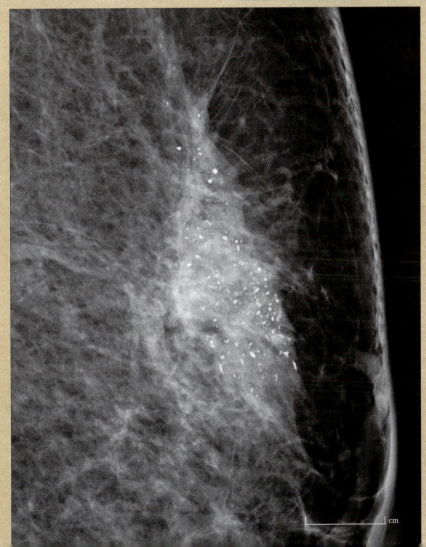

解答　皮膚に突出する境界明瞭な腫瘤像が出現

解説　左C領域の軟らかい硬結に気付いて精査，針生検で非浸潤性乳管癌と診断された。手術治療が計画されたが，患者さんの気持ちがどうしても手術に踏み切れず，無治療で4年の月日が経過した。左乳房に腫瘤が出現，それが自潰，出血し，局所の管理に困り再び当科を受診された。4年経過した後のマンモグラフィでは石灰化の範囲も数も大きな変化はないが，皮膚に浸潤する大きな境界明瞭腫瘤を形成していた。腋窩には転移リンパ節も一部だが描出されていた。どんなDCISが何年後にどこまで広がり，いつ浸潤するのかは様々だと思うが，高齢の壊死型石灰化を示すDCISでの貴重な自然経過例を経験したのでここに示した。最初のDCISも4年後の浸潤癌もHER2タイプの乳癌であった。

他の画像

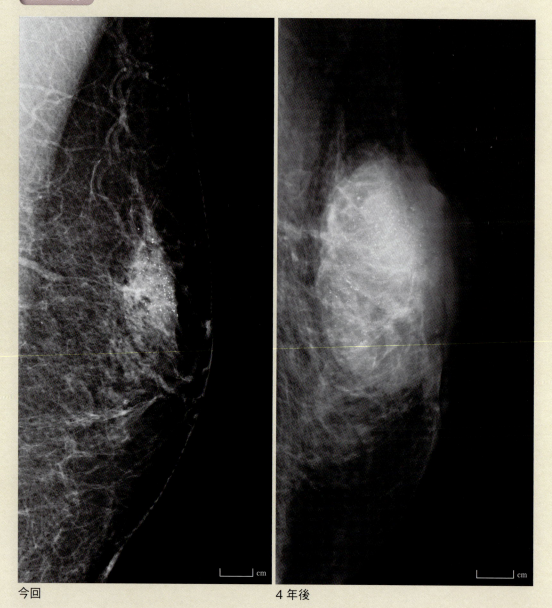

今回　　　　　　　　　　　　4年後

病理

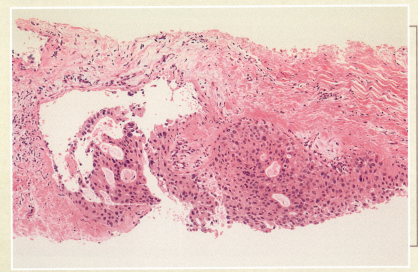

針生検標本　対物レンズ 10x

- 組織型
  乳癌＞非浸潤癌＞非浸潤性乳管癌
- 充実型〜篩状型〜面疱型
- NA：2, MC：2 ＝ NG：2
- ER（−），PgR（−），HER2（3＋）
- 石灰化の存在部位
  癌の乳管内成分(面疱型)内
- 石灰化の種類
  壊死型

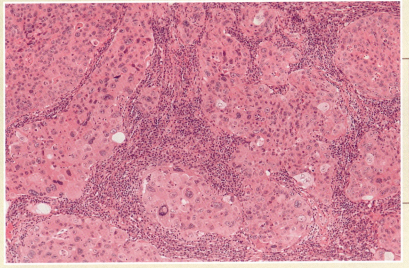

手術標本　対物レンズ 10x

- 組織型
  乳癌＞浸潤癌＞浸潤性乳管癌＞充実腺管癌
- NA：3, MC：2 ＝ NG：3
- ER（−），PgR（−），HER2（2＋），HER2：FISH 3.8 増幅あり

> column

骨シンチグラフィで石灰化が写る?!

42歳女性,右乳房腫瘤を主訴に来院。

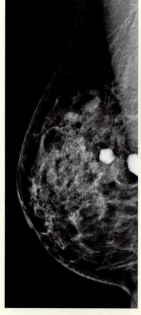
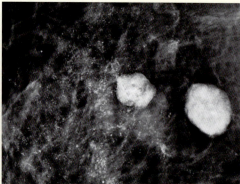
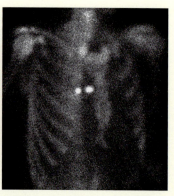

マンモグラフィで右頭側に非常に高濃度の境界明瞭腫瘤を2個認め,その周囲に多形性区域性石灰化を認める。よくみると腫瘤の内部には非常に細かい石灰化が充満しているのがわかる。骨シンチグラフィを施行すると,この2つの腫瘤に強いuptakeを認める。

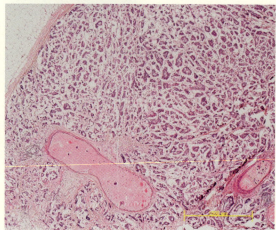
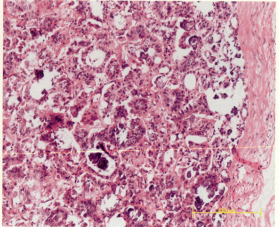

病理では浸潤性微小乳頭癌の腺腔内に非常に細かな分泌型石灰化が充満しているのがわかる。

■ 本症例のポイント

骨シンチグラフィ製剤はTc-99mにリン酸化合物を結合させたものであり,骨新生の結果できたハイドロキシアパタイトに結合する。骨外の石灰化でもハイドロキシアパタイトがその表面に生成され,そこに骨シンチグラフィ製剤が結合することがある。このように細かな石灰化が非常に密に存在する病変では,石灰化の表面積が大きくなり,骨シンチグラフィでuptakeが強く認められたものと思われる。

変化する石灰化

症例 53

64歳
右線維腺腫摘出後経過観察中マンモグラフィで石灰化指摘

1年後の石灰化は？

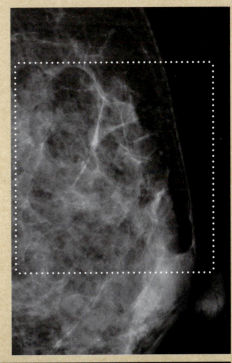
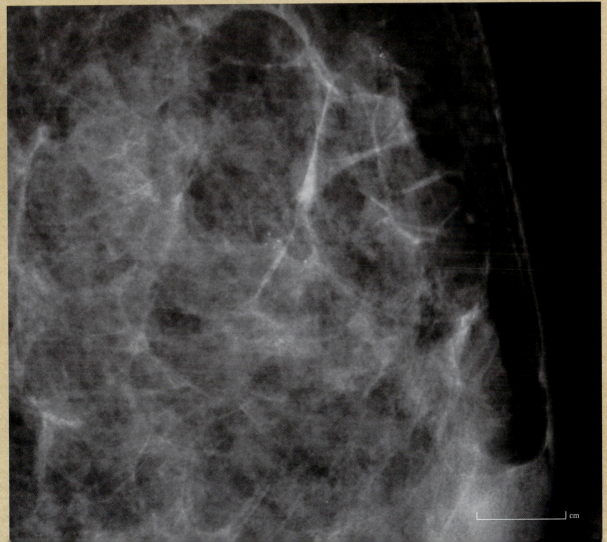

解答　1年後，多形性石灰化が増加

解説　左乳房頭側に淡く不明瞭，集簇性石灰化を数粒認める。密度も低いため，カテゴリー3-1で経過観察とした。その1年後，石灰化は多形性となり，数も増え，密度も高くなっている。この時点でカテゴリー4として吸引式乳房組織生検を施行したところ，DCISの診断となった（手術病理での最終診断は乳頭腺管癌）。石灰化はcomedoの壊死型石灰化であった。Comedoの場合，最初は病変が乳管内進展で広がり，壊死をきたしたのみの状態では画像上まったく所見として現れず，病変全体が一斉に同じタイミングで石灰化を生じると短期間に病変が出現したようにみえることがある。石灰化が広範にあると，何年もかかって石灰化が広がっているイメージがあるが，必ずしもそうではないことがある。

他の画像

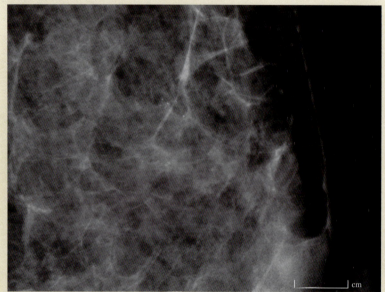

今回

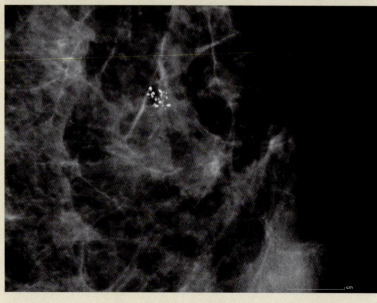

1年後

病理

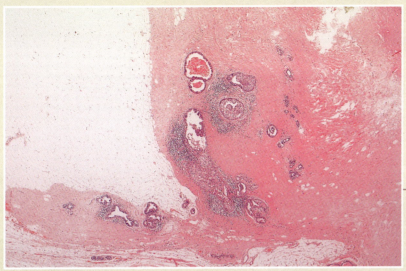

手術標本　対物レンズ 2x

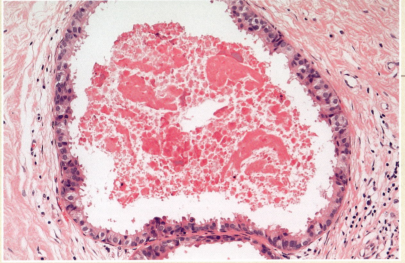

手術標本　対物レンズ 20x

- 組織型
  乳癌＞浸潤癌＞浸潤性乳管癌＞乳頭腺管癌：乳管内成分優位
- 石灰化の存在部位
  癌の乳管内成分（匍匐型，充実型）内
- 石灰化の種類
  壊死型

column

まるでヘビの抜け殻！

61歳女性，右乳房腫瘤を主訴に来院。

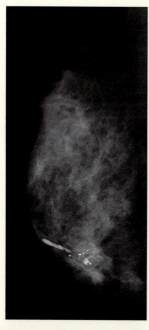
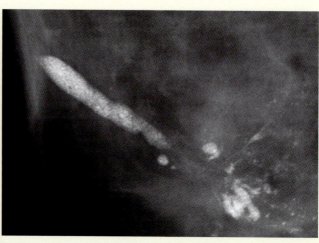

乳頭下の拡張した乳管に細かい石灰化が充満しており，その末梢側には壊死型石灰化を認める。

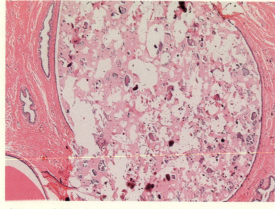
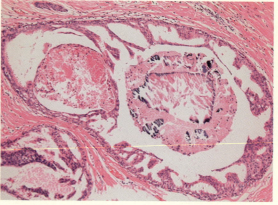

病理では末梢の病変の石灰化は cribri-comedo の乳管内病変内の壊死型石灰化であるが，拡張乳管内は非癌の上皮である。拡張乳管内の石灰化は，末梢から壊死型石灰化が砕けて流れてきたか，あるいは末梢に癌があることで中枢の乳管内に分泌型石灰化が生成されたか，いずれかと推測される。

■ 本症例のポイント

末梢に壊死型石灰化を伴う乳癌を認める症例では，その中枢の拡張乳管に細かい石灰化が充満し，ヘビの抜け殻様にみえることがある。

症例 54 変化する石灰化

47歳
右乳癌術後経過観察中

1年前の石灰化は？
〜その1〜

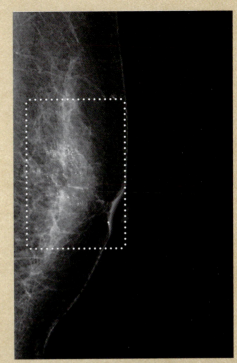
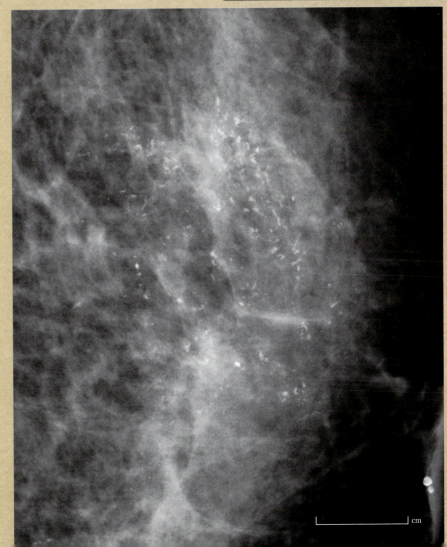

解答 1年前にはわずかに淡く不明瞭な石灰化を認めるのみ

解説 左乳房外上に多形性～淡く不明瞭な石灰化を区域性に認める。1年前のマンモグラフィでは，外側にわずかに淡く不明瞭な石灰化を認めるのみである（さらに1年半前のマンモグラフィでは，石灰化の指摘は困難である）。石灰化はこのように指数関数的に増加することもあるため，前年と比較してわずかでも石灰化の増加を認めた場合，淡く不明瞭なものでもその後急速に増加する可能性もあるため，半年後に一度マンモグラフィをチェックすることが必要である。

他の画像

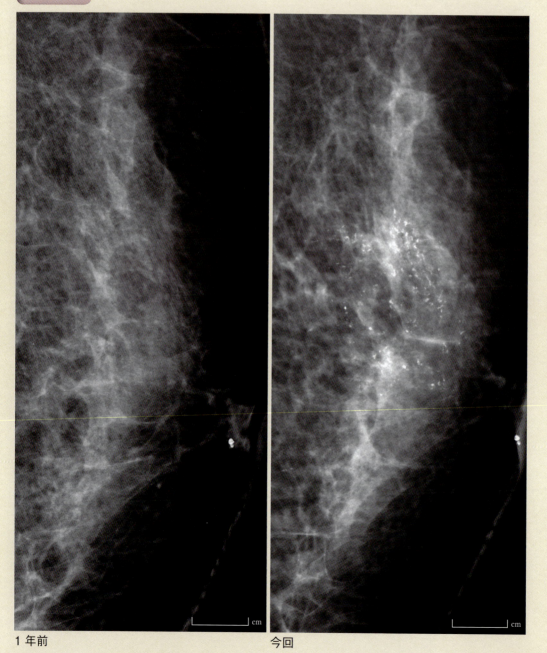

1年前　　　　　今回

病理

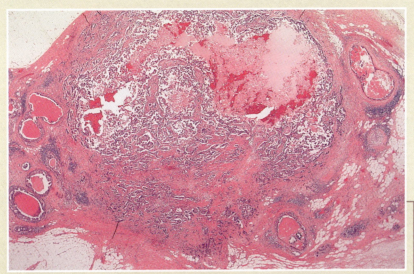

針生検標本　対物レンズ 1.25x

- **組織型**
  乳癌＞浸潤癌＞浸潤性乳管癌＞乳頭腺管癌；乳管内成分優位（NG3）
- **石灰化の存在部位**
  癌の乳管内成分（面疱型）内
- **石灰化の種類**
  壊死型

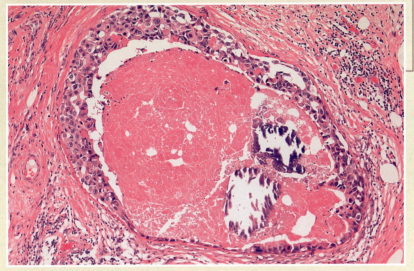

針生検標本　対物レンズ 10x

column

鉄が写る?

72歳女性，左乳房腫瘤を主訴に来院。

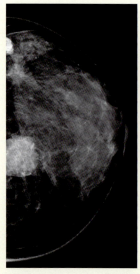
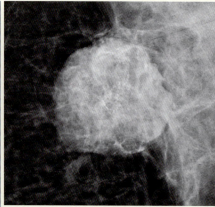
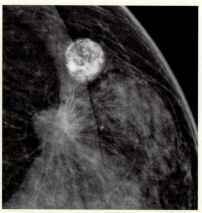

マンモグラフィで左内側に不明瞭な，やや癒合している石灰化を有する境界微細鋸歯状腫瘤を認める。外側にはスピキュラを伴う腫瘤と，粗大なレース状の石灰化を有する腫瘤を認める。内側と外側の腫瘤内の石灰化は，大きさは異なるが同じタイプの石灰化である。通常，レース状の石灰化は良性の異栄養性石灰化であるが，腫瘤内にこのような石灰化を認めた場合は，粘液癌か血腫のようなものを考える。

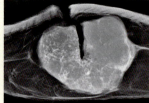
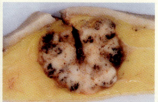

肉眼所見で出血を認める部分と，標本撮影で石灰化を認める部分が一致している。

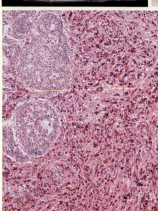
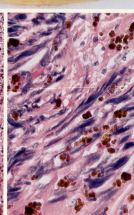
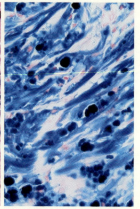

充実腺管癌の間質に出血によるヘモジデリン沈着を認める。その周囲に紫の棍棒状の組織を認める。この組織はBerulin-blue染色で青く濃染し，鉄成分であることがわかる。

■ 本症例のポイント

出血に伴う異栄養性石灰化は，カルシウム成分ではなく，出血後の鉄成分をみているのかもしれない。

症例 55 変化する石灰化

38歳
右乳房腫瘤自覚

1年前の石灰化は？
～その2～

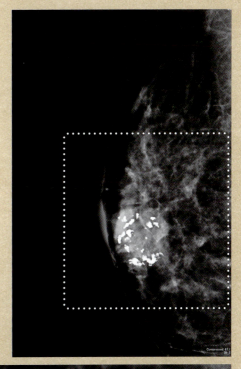

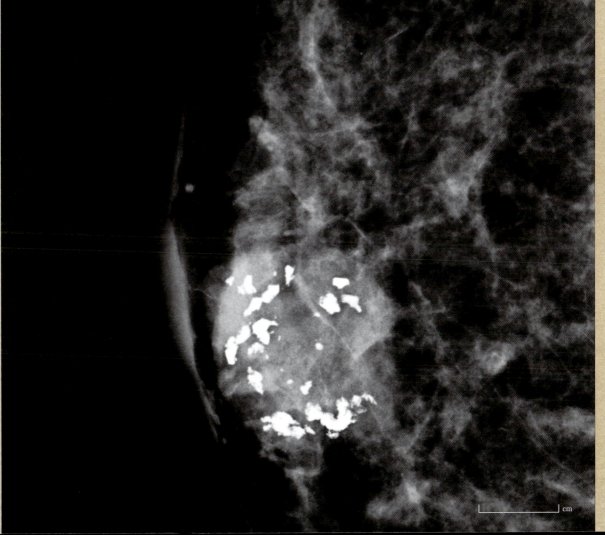

解答　1年前には石灰化指摘できず

解説　右乳房乳頭下に円形，境界明瞭腫瘤を認める。内部に比較的粗大な石灰化を認める。石灰化は個々の輝度が高く，濃淡差がなく，周囲に不明瞭な石灰化を伴っていないため，線維腺腫の間質の石灰化と推察できる。この1年前のマンモグラフィでは内部に石灰化は確認できない。線維腺腫の石灰化は比較的ゆっくり粗大になっていくイメージがあるが，なかには1年でこの程度の増加をきたすものがある。
同様な症例として，1年間で石灰化の増加をきたした症例（次頁）を示す。

他の画像

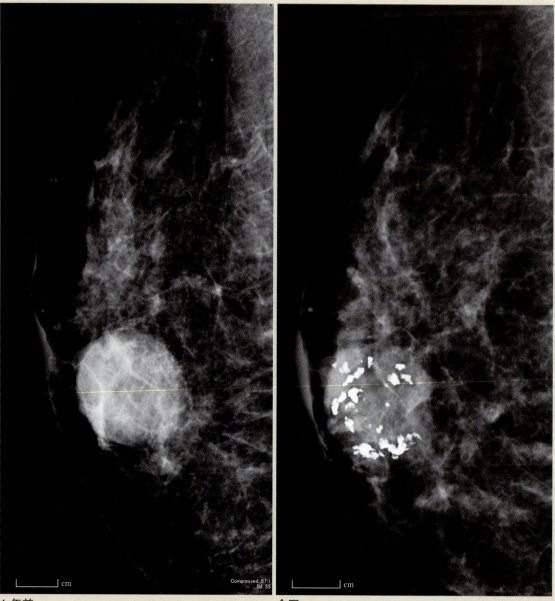

1年前　　　　　　　　　　　　　　　今回

【線維腺腫の石灰化増加症例】

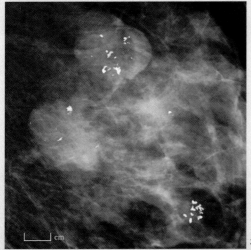
初回

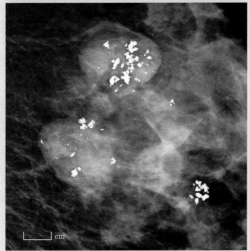
1年後

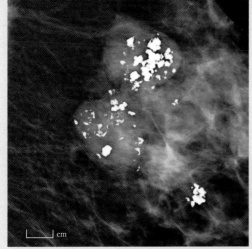
2年後

病理

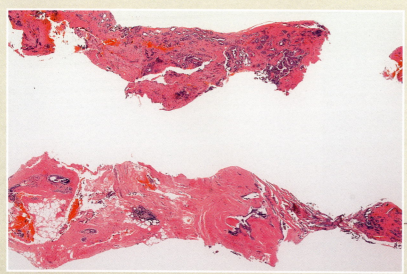

針生検標本　対物レンズ 2x

- 組織型
  線維腺腫；乳腺症型（硬化性腺症）
- 硝子化した間質は認められるが，採取された組織には石灰化はみられない

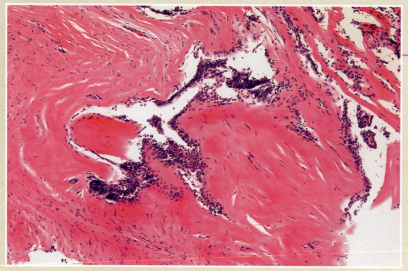

針生検標本　対物レンズ 10x

症例 56 | 変化する石灰化

73歳
術後経過観察中

1 年前の石灰化は？
2 年後の石灰化は？

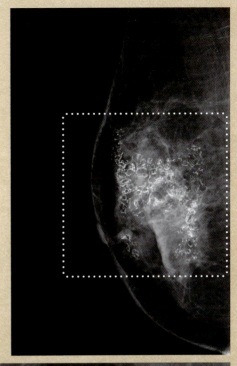

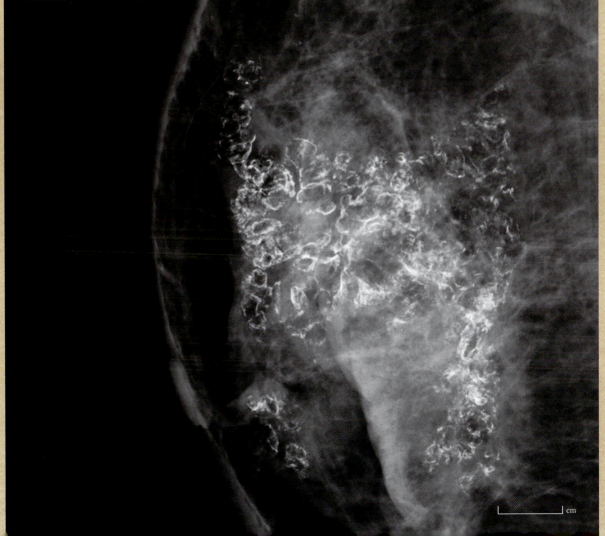

解答　1年前には石灰化指摘できず，2年後には減少した異栄養性石灰化

解説　乳房尾側に distortion，乳房全体に梁柱の肥厚を認め，術後変化と考える。さらに乳房全体にレース状の石灰化を認め，術後の脂肪壊死に伴う異栄養性石灰化と思われる。この1年前には石灰化はまったく指摘できず，2年後には石灰化が減少している。異栄養性石灰化は徐々に粗大になっていくことが多いが，この症例では急に増加し急に減少するという珍しい経過をたどっている。

他の画像

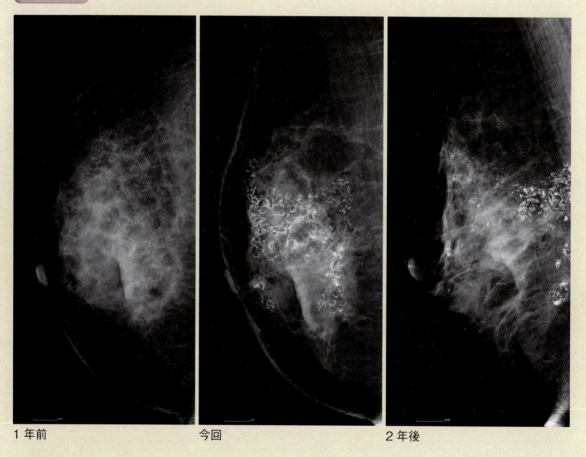

1年前　　　　　　　　　今回　　　　　　　　　2年後

変化する石灰化

case
症例 57

60歳
左乳房腫瘤自覚

術前化学療法で腫瘍は縮小。
石灰化の変化は？

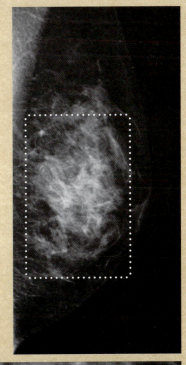

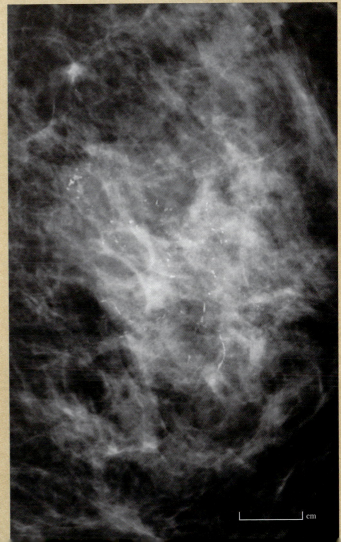

解答　術前化学療法により腫瘍が縮小し石灰化も減少

解説　左 M 領域に多形性，線状・分枝状石灰化を区域性に認める。術前化学療法後では一部の線状・分枝状石灰化を残し，大部分の多形性石灰化が消失した。背景の FAD も消失しており，術前化学療法により病変が縮小したと思われる。組織学的にも浸潤巣は消失し，わずかな乳管内癌巣を残すのみであった。自然経過で悪性の石灰化が消失することは稀であり，術前化学療法が著効し石灰化が消失したものと思われる。

他の画像・病理

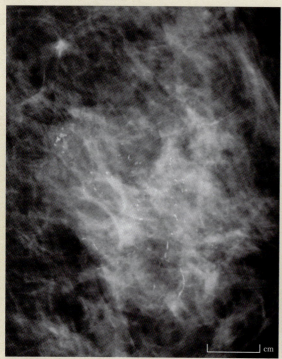

化学療法前　　　　　　　　化学療法後

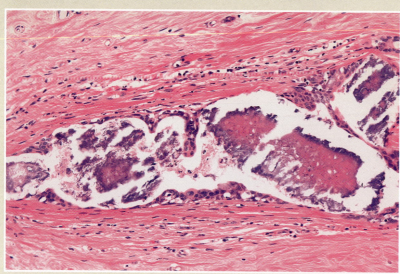

- **組織型**
  乳癌＞浸潤癌＞浸潤性乳管癌＞充実腺管癌
- **術前化学療法あり**：治療効果 Grade2
- **石灰化の存在部位**
  癌の乳管内成分（面皰型）内
- **石灰化の種類**
  壊死型

手術標本　対物レンズ 10x

変化する石灰化

case 症例 58

54歳
左乳房痛

術前化学療法でpCR。
石灰化の変化は？

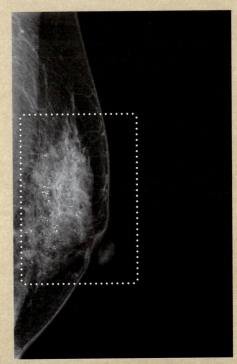

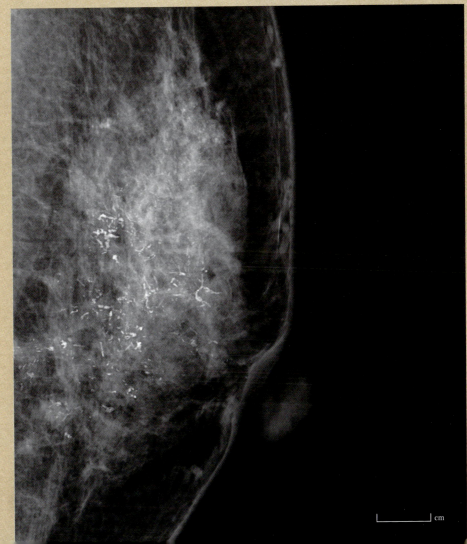

解答　壊死型石灰化が増加

解説　左乳房外上に区域性にやや粗大な微細線状・分枝状石灰化を認める。術前化学療法前には淡く不明瞭な石灰化としてしか認識できなかった部分も，術前化学療法後には乳管内を粗大な鋳型状の石灰化が占拠するようになった。組織学的には浸潤巣，乳管内癌巣とも完全に消失したGrade 3の効果判定であった。術前化学療法により石灰化が増加したからといって，必ずしもPDであるとはいえず，逆に術前化学療法が著効したことにより乳管内癌巣の壊死が起こり石灰化が増加する症例もある。本症例では，病理学的に乳管拡張症様の所見も認められ，comedoの壊死型石灰化と混在していることが考えられる。

他の画像

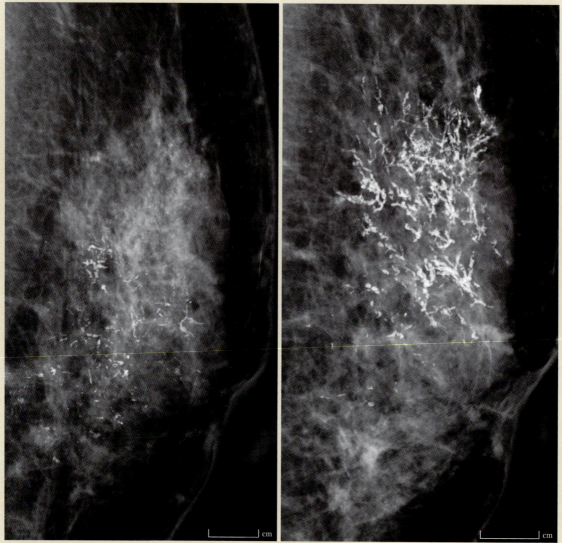

化学療法前　　　　　　　　　　　　化学療法後

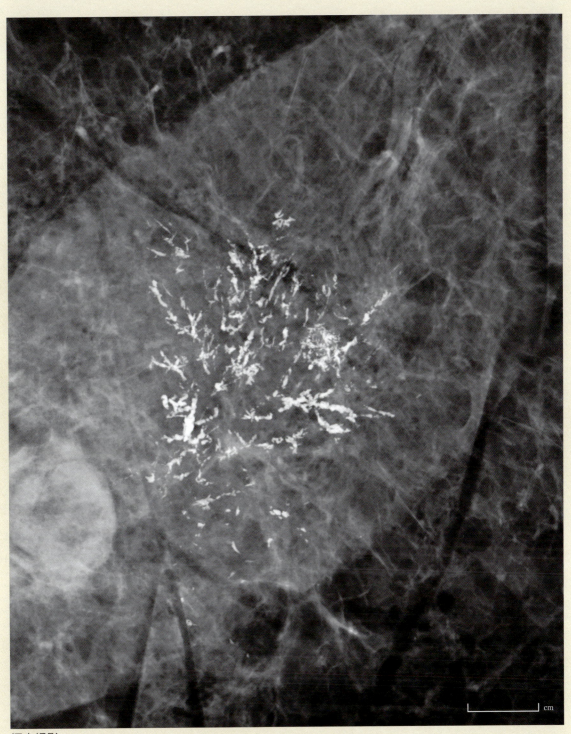

標本撮影

病理

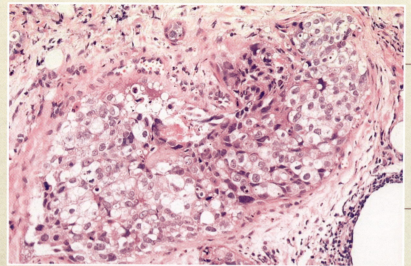

針生検標本　対物レンズ 20x

- **組織型**
  乳癌＞浸潤癌＞浸潤性乳管癌＞乳頭腺管癌；乳管内成分優位（NG3）
- 少量の壊死を入れる面疱型の乳管内成分がみられるが，石灰化は認められない。

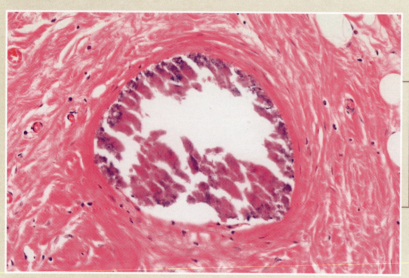

手術標本　対物レンズ 20x

- 術前化学療法あり：治療効果 Grade 3
- **石灰化の存在部位**
  乳管を置換
- **石灰化の種類**
  壊死型

変化する石灰化

case 症例 59

54歳
右乳房の発赤, かゆみ

術前化学療法後の石灰化の変化は？
~その1~

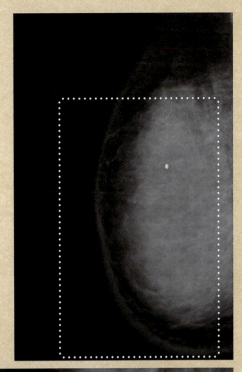

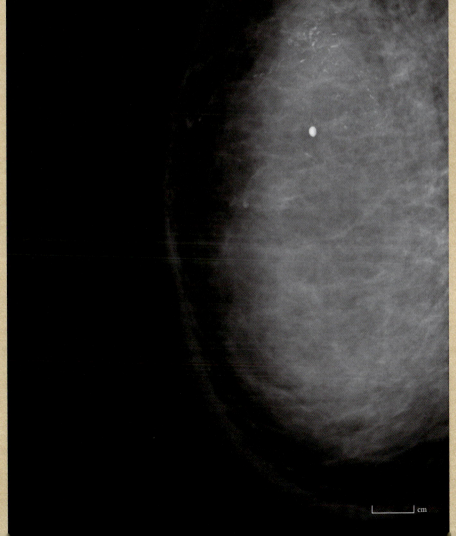

解 答　皮膚リンパ管侵襲（sly）の石灰化が増加

解 説　右乳房全体に，微細線状・分枝状石灰化を認める。この石灰化は主に皮膚に存在し，一部乳腺内にも存在すると思われる。この症例は術前化学療法後であり，化学療法前のマンモグラフィでは，乳房内に微細線状・分枝状石灰化を認めるのみであった。もともと炎症性乳癌であり，皮膚のリンパ管内癌巣が壊死してこのような石灰化を形成したと思われる。

他の画像

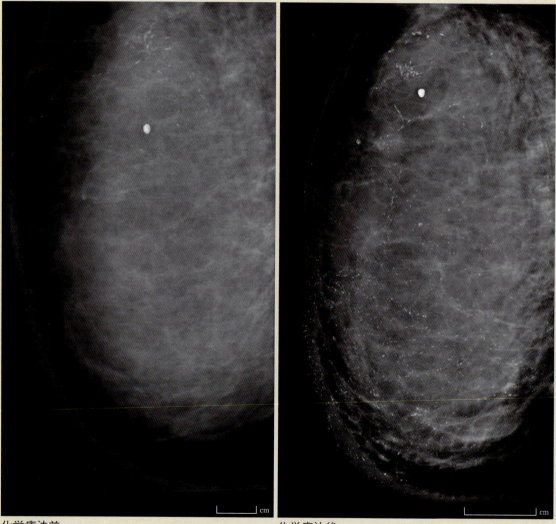

化学療法前　　　　　　　　　　　　　化学療法後

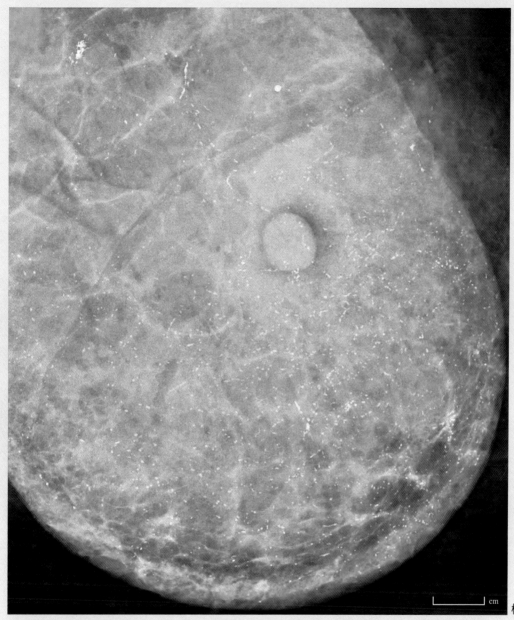

標本撮影

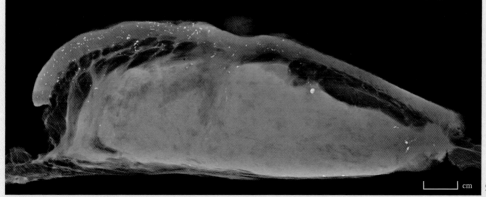

割面標本撮影

病理

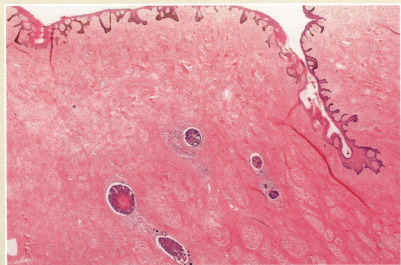

手術標本　対物レンズ 2x

- 術前化学療法あり：治療効果 Grade 1b
- 組織型
  乳癌＞浸潤癌＞浸潤性乳管癌＞充実腺管癌
- 石灰化の存在部位
  癌の乳管内成分内，乳腺・皮膚のリンパ管内
- 石灰化の種類
  壊死型

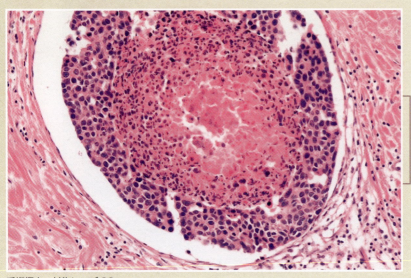

手術標本　対物レンズ 20x

- 石灰化の存在部位
  皮膚リンパ管内
- 石灰化の種類
  壊死型

症例 60 変化する石灰化

56歳
左乳房腫瘤自覚

術前化学療法後の石灰化の変化は？
～その2～

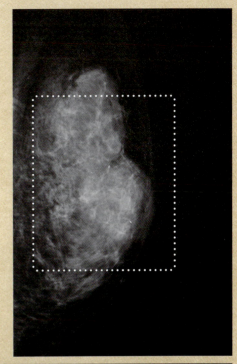

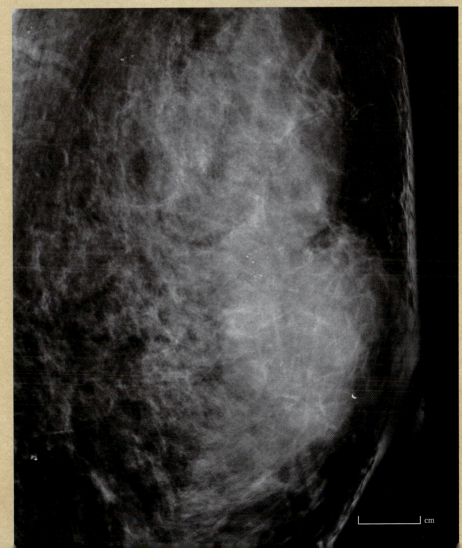

解答　腫瘤内に粗大石灰化が出現

解説　左乳頭直下に境界微細鋸歯状腫瘤を認め，その内部に，一見異栄養性石灰化のような，不整形で粗大な中心透亮像を示す石灰化を認める。術前化学療法前には腫瘤内に淡く不明瞭な石灰化をわずかに認めるのみであった。化学療法により腫瘤は縮小したが，このような石灰化を認めるようになった。病理では，主病変の中の硝子化した間質の石灰化，浸潤癌細胞の壊死による石灰化，乳管内癌巣の分泌型石灰化と多様な石灰化を認めた。この粗大な石灰化は化学療法により硝子化した間質浸潤巣の部分に生じた石灰化と思われる。

他の画像

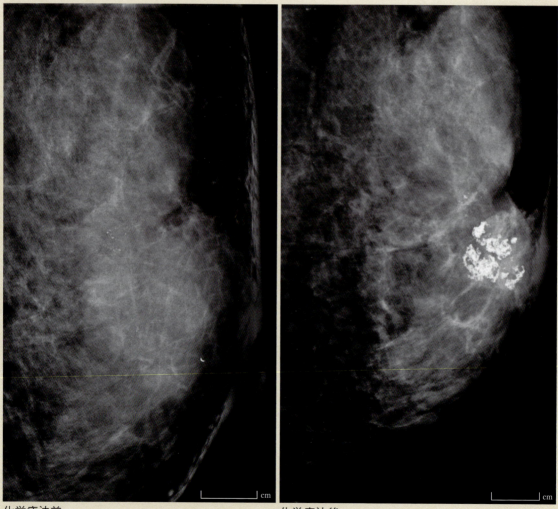

化学療法前　　　　　　　　　　　　　　　化学療法後

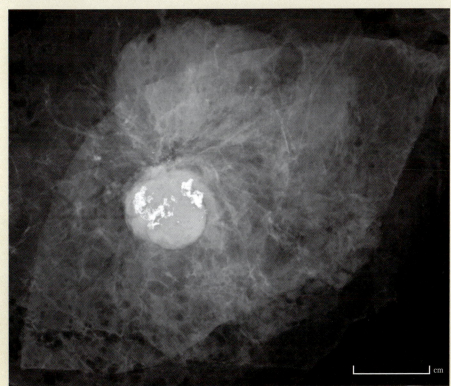

標本撮影

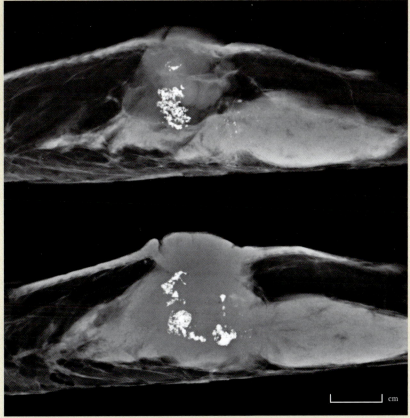

割面標本撮影

病理

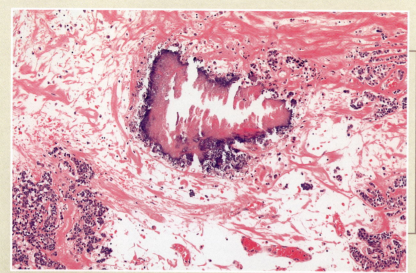

手術標本　対物レンズ 10x

- 術前薬物療法あり：治療効果 Grade 1a
- **組織型**
  乳癌＞浸潤癌＞浸潤性乳管癌＞充実腺管癌
- **石灰化の存在部位**
  癌の間質浸潤成分内の間質
- **石灰化の種類**
  壊死型

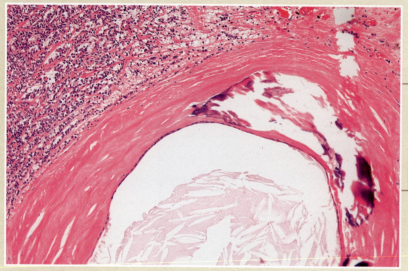

手術標本　対物レンズ 10x

- **石灰化の存在部位**
  癌の間質浸潤成分内の拡張乳管近傍の硝子化した間質
- **石灰化の種類**
  間質型

索引

和文

あ行

異栄養性石灰化　120, 126
異型乳管内　68
異物肉芽腫　36
壊死型石灰化　4, 8, 12, 18, 22, 30, 32, 46, 54, 60, 61, 74, 80, 86, 88, 90, 96, 110, 111, 114, 116, 128, 130, 136
炎症性乳癌　134

か行

間質型石灰化　2, 6, 8, 14, 16, 18, 26, 34, 58, 64, 68, 72, 78, 94, 140
血管の石灰化　82
硬化性腺症　20, 66
硬癌　86, 96
骨化　6, 92
骨シンチグラフィ　112

さ行

充実腺管癌　111, 128, 136, 140
術前化学療法　128, 130, 134, 138
小葉腺房内　52, 56
浸潤性小葉癌　32, 74
浸潤性微小乳頭癌　4, 42
制汗剤　100
正常な乳腺組織　52
石灰乳石灰化　70
線維腺腫　2, 6, 8, 10, 12, 18, 40, 122, 124
線維腺腫症　26
粗大な石灰化　12, 122, 138

た行

中心透亮性石灰化　102, 104, 108
鉄　98, 120

な行

乳管拡張症　78
乳管内乳頭腫　38
乳頭状型　72, 94
乳頭腺管癌　61, 80, 90, 115, 119, 132
乳瘤　48
粘液　16, 68, 76
粘液癌　6, 14, 44
濃縮嚢胞　102
嚢胞　28
嚢胞内癌　46

は行

微小浸潤癌　24
非浸潤癌　110
非浸潤性乳管癌　22, 54, 56, 70, 72, 76, 84, 88, 94, 110
非浸潤部　30
皮膚付属器　92
皮膚リンパ管侵襲　134
分泌型石灰化　10, 20, 26, 28, 38, 40, 42, 44, 50, 52, 54, 56, 66, 70, 76, 84
閉塞性腺症　28, 50, 66
平坦　76
平坦型　84
ヘビの抜け殻　116
ポップコーン様石灰化　2

ま行

面疱型　4, 24, 30, 86, 88, 90, 114

ら行

リンパ節　106
レース状の石灰化　126

欧文

comedo　4, 24, 30, 86, 88, 90, 114
cystic hypersecretory carcinoma　70
DCIS　22
mucocele-like tumor　14, 16
steatocystoma　108
tatoo　98

石灰化を極める
－マンモグラフィ石灰化アトラス－
定価（本体 5,000 円＋税）

2015 年 2 月 13 日　第 1 版第 1 刷発行

著　者	岩瀬　拓士・宮城　由美 秋山　太・堀井　理絵
発行者	古谷　純朗
発行所	金原出版株式会社 〒 113-8687 東京都文京区湯島 2-31-14 電話　編集 (03) 3811-7162 　　　営業 (03) 3811-7184 FAX 　　(03) 3813-0288 振替口座　00120-4-151494 http://www.kanehara-shuppan.co.jp/

© 2015

検印省略

Printed in Japan

ISBN 978-4-307-20337-1

印刷・製本／横山印刷

JCOPY　＜(社)出版者著作権管理機構　委託出版物＞
本書の無断複写は著作権法上での例外を除き禁じられています。複写される場合は，
そのつど事前に，(社)出版者著作権管理機構（電話 03-3513-6969，FAX 03-3513-
6979，e-mail：info@jcopy.or.jp）の許諾を得てください。

小社は捺印または貼付紙をもって定価を変更致しません。
乱丁，落丁のものは小社またはお買い上げ書店にてお取り替え致します。